Werner Schiwy

Manie und maniforme Syndrome

Validere Konzepte durch
methodologische Fortschritte

10 Abbildungen, 23 Tabellen

 Ferdinand Enke Verlag Stuttgart 1988

Dr. med. Werner Schiwy
Ciba-Geigy AG
CH-4002 Basel

CIP-Kurztitelaufnahme der Deutschen Bibliothek

Schiwy, Werner:
Manie und maniforme Syndrome : validere Konzepte durch methodolog. Fortschritte / Werner Schiwy. - Stuttgart : Enke, 1988
   (Klinische Psychologie und Psychopathologie ; 48)
   ISBN 3-432-97091-9
NE: GT

Das Werk, einschließlich aller seiner Teile, ist urheberrechtlich geschützt. Jede Verwertung außerhalb der engen Grenzen des Urheberrechtsgesetzes ist ohne Zustimmung des Verlages unzulässig und strafbar. Das gilt insbesondere für Vervielfältigungen, Übersetzungen, Mikroverfilmungen und die Einspeicherung und Verarbeitung in elektronischen Systemen.

© 1988 Ferdinand Enke Verlag, P.O.Box 1304, D-7000 Stuttgart 1
Printed in Germany
Druck: Copy-Center 2000, Obere Karlstraße 30, D-8520 Erlangen

Vorwort

Wenn man die Diagnose „Manie" weltweit und über die Zeiten hinweg betrachtet, erscheint die psychiatrische Diagnostik in einem sehr trüben Licht, denn der extreme Wechsel, den man findet, weist auf eine große Unsicherheit hin.

Wie man in dem Buch von SCHIWY findet, stellte KRAEPELIN die Diagnose einer Manisch-depressiven Psychose einstmals in 10 bis 15 % der Aufnahmen in seiner Klinik, während in einer großen psychiatrischen Klinik New Yorks 1972 die Diagnose einer manischen Krankheit nur bei 0,1 % der Aufnahmen gestellt wurde. Zwischen 1920 und 1965 sank in den psychiatrischen Kliniken New Yorks bei Erstaufnahmen der Prozentanteil der als Manisch-depressive Psychose diagnostizierten Krankheitsbilder von 13,4 % auf 1,0 % ab. Eine Statistik aus dem Jahr 1961 zeigte, daß die Diagnose in England und Wales neunmal häufiger gestellt wurde als in den Vereinigten Staaten. In Deutschland setzte die große Abwendung von der Diagnose einer Manisch-depressiven Krankheit mit der Ausweitung des Schizophreniebegriffes durch E. BLEULER und K. SCHNEIDER ein.

Kraepelin hat die Diagnose eines „Manisch-depressiven Irreseins" zu häufig gestellt, aber er kam dadurch zu einer prognostischen Diagnostik, die, wenn sie sich auch nicht voll bestätigen ließ, ihren Wert bis heute nicht verloren hat. Man liest jetzt sehr oft, KRAEPELIN habe die Probleme bei der „Dementia präcox" zu ungünstig dargestellt, und vergißt dabei, daß er mit seiner Diagnose etwas anderes verstand als die Psychiater heute. In seiner weiten Fassung der Manisch-depressiven Krankheit bezog er die zykloiden Psychosen mit ein, die heute meist zu den Schizophrenien gerechnet werden; er zählte also phasisch verlaufende Fälle vermeintlicher Schizophrenie nicht zu seiner Dementia präcox, für die dadurch eine ungünstige Prognose bleiben mußte. Es ist gut, daß SCHIWY KRAEPELIN so ausführlich selbst sprechen läßt, denn die meisten Psychiater wissen wahrscheinlich nicht mehr, in welch großem Umfang er Symptome als manisch-depressiv auffaßte, die heute ohne jedes Bedenken schizophren genannt würden.

Er gab mit seiner Diagnostik die Prognose viel besser als es bei der heutigen weiten Fassung des Schizophreniebegriffes möglich ist.

Die Prognose berührt es wenig, daß KRAEPELIN alle Endogenen Depressionen zur Manisch-depressiven Krankheit zählte, aber wissenschaftlich hatte er hier sicher unrecht; denn es kann heute als gesichert angesehen werden, daß monopolare und bipolare Formen zu trennen sind. Bezüglich der Manien liegen die Verhältnisse nicht ebenso.

SCHIWY führt richtig aus, daß die meisten Psychiater monopolare Manien, wie ich selbst sie abgrenze, nicht anerkennen. Die große Seltenheit solcher Gestaltungen mag die Ablehnung gerechtfertigt erscheinen lassen, aber ich darf daran erinnern, daß Manien nur in den Industrieländern so selten sind; in Entwicklungsländern sind sie viel häufiger, wie einst schon KRAEPELIN bei einem Besuch in Java feststellte.

SCHIWY führt uns in seinem Buch bezüglich der Manien verwirrende Auffassungen und Gegenauffassungen, die mehr auf theoretischen Voreingenommenheiten als auf konkreten Beobachtungen beruhen, vor Augen. Er analysiert die vielen Konzepte, die geschaffen wurden, und sucht ihre Bewährung als Mittel für eine wissenschaftliche Erkenntnis festzustellen. Dabei ist die Kritik, die er vielfach übt, sehr am Platze; denn wenn Auffassungen so weit auseinandergehen, dann müssen sie viele Fehler enthalten. Dabei kommen betont sehr aktuelle Probleme in die Diskussion, etwa die Frage, ob durch die Diagnose der „schizoaffektiven Psychose" ein echter Fortschritt oder nur eine neue Unsicherheit entsteht, oder die Frage, ob die Einführung des von der American Psychiatric Association veröffentlichten „Diagnostic and Statistical Manual of Mental Disorders (DSM III)" einen wissenschaftlichen Erfolg verspricht oder vielmehr feinere Unterschiede, die diagnostisch und prognostisch ausschlaggebend sein könnten, zudeckt. SCHIWY erwägt mit Gründlichkeit und hervorragender Literaturkenntnis bei allen Besprechungen sorgfältig das Für und Wider.

Dabei kommt auch meine eigene differenzierte Nosologie ausgiebiger zur Sprache, als ich nach bisherigen Erfahrungen erwarten konnte. Ich möchte SCHIWY sehr zustimmen, wenn er, die ganze Problemlage überblickend, eine methodologische Rückbesinnung auf die klinische Forschung von KRAEPELIN empfiehlt.

Seinem Buch wünsche ich besten Erfolg.

Prof. emerit. Dr. K. Leonhard
Bereich Medizin (Charité)
der Humboldt-Universität zu Berlin
Nervenklinik
Schumannstraße 20/21
104 Berlin

Berlin, 28. September 1987

Danksagung

Mein besonderer Dank gilt Frau Esther Stirnimann und Herrn Carl Hencke für tatkräftige Hilfe bei der Erstellung und Durchsicht des Manuskriptes.

Inhaltsverzeichnis

	Einleitung	1
Teil 1		
1	Maniekonzepte unter historischen und nosologischen Aspekten	4
1.1	Evolution des Maniebegriffes	4
1.2	Stellenwert der Manie in KRAEPELINs Krankheitskonzept des „manisch-depressiven Irreseins"	5
1.2.1	Manie in Kraepelins Krankheitskonzept	6
1.2.2	Phänomenologie manischer und manische Anteile enthaltender Krankheitszustände aus der Sicht Kraepelins	8
1.2.2.1	Leichtere manische Zustände	9
1.2.2.2	Schwere manische Zustände	14
1.2.2.3	Mischzustände	15
1.2.2.4	Grundzustände und manische Veranlagung	16
1.3	Phänomenologie und nosologischer Stellenwert manischer Syndrome in LEONHARDs Einteilung der affektiven Psychosen	17
1.3.1	Das Manische Grundsyndrom	18
1.3.2	Reine Manie	19
1.3.3	Reine Euphorien	20
1.3.4	Manische Zustände im Rahmen von Leonhards „Manisch-depressiver Krankheit"	21
1.3.5	Manieähnliche Zustände im Rahmen von Leonhards „zykloiden Psychosen"	22
1.4	Nationale und internationale Differenzen im Maniekonzept	
1.4.1	Die weitere Entwicklung des Maniekonzeptes innerhalb der deutschen Psychiatrie	22
1.4.2	Internationale Differenzen im Maniekonzept	26
Teil 2		
2	Aktuelle und spezielle Probleme der Manieforschung: Implikationen einer psychiatriegeschichtlichen Hypothek	
2.1	Bedeutungshof des Maniebegriffes: nosologische Ebene versus Syndromebene	29
2.2	Diagnose und Differentialdiagnose: Manie im Spannungsfeld divergenter Nosologien	33

2.2.1	Konzept der „Einheitspsychose"	35
2.2.2	KRAEPELINs „Zweiteilungsprinzip"	48
2.2.3	Das Problem der schizoaffektiven Psychosen	58
2.2.4	Manierelevante Aspekte von LEONHARDs Nosologie	68
2.2.5	Die neue „bipolare Störung": alleiniger nosologischer Ort der Manie?	78
2.3	Manie: auch ein „Stiefkind" der Epidemiologie	82

Teil 3

3	Manie und Bipolaritätsphänomene: ihre praktische und theoretische Bedeutung	
3.1	Manie, Bipolarität und die Einteilung der endogenen Psychosen	91
3.1.1	Einheitspsychose versus Subtypen: Läßt sich der Gegensatz überwinden?	91
3.1.2	Differenzierung zwischen Manie und Schizophrenie: Plädoyer für phänomenologisches Vorgehen	93
3.2	Diagnosekriterien und Ratingskalen für Manie: Kritik des Syndromstereotyps	98
3.3	Modellcharakter des Bipolaritätsphänomens für funktionspathologische Untersuchungen	103
3.3.1	Umschaltvorgänge: dynamischer Aspekt des Bipolaritätsphänomens	103
3.3.2	Gibt es biophysikalische Modelle für die Abbildung des Bipolaritätsphänomens?	105
3.4	Bipolaritätsphänomene im Vorfeld und außerhalb des Rahmens der endogenen Psychosen	107
3.4.1	Pro und contra der „sekundären Manie"	107
3.4.2	Manie im Kindesalter: Fakt oder Fiktion?	111
3.4.3	Gesamtumfang der Bipolaritätsphänomene	113
	Literaturverzeichnis	116
	Anhang: Deutsche Übersetzung der Tabellen 22 und 23	119
	Personenverzeichnis	121
	Sachverzeichnis	123

Einleitung

„Mania is the neglected stepchild of research in affective disorders."
E. S. PAYKEL,
G. WINOKUR (1985)

Manie als „vernachlässigtes Stiefkind" psychiatrischer Forschung im Bereich der affektiven Erkrankungen zu bezeichnen, ist gewiß keine Übertreibung, vergleicht man nur den Umfang der Manieforschung mit dem der Depressionsforschung. Erst die Erfolge der Lithiumtherapie gerade im Bezug auf manische Krankheitserscheinungen haben dieses Ungleichgewicht zugunsten einer intensiveren und exklusiven Beschäftigung mit manischen Syndromen etwas korrigiert.
Von der Manie als gesonderter Krankheitseinheit zu sprechen, wie es SHOPSIN (1979) programmatisch im Titel seines Buches „Manic Illness" zum Ausdruck brachte, fällt insofern zunächst schwer, als dadurch die manisch-depressive Krankheitseinheit willkürlich auseinandergebrochen und KRAEPELINs epochemachendes Konzept damit in Frage gestellt zu sein scheint. Andererseits mußte diese Abgrenzung gegenüber der Depression stattfinden, um Manie als Forschungsgegenstand sui generis überhaupt zu etablieren.
Bei den manischen Krankheitserscheinungen hat nämlich in der Vergangenheit immer die Gefahr bestanden, daß deren Subsumierung unter größere nosologische Einheiten, beispielsweise das „manisch-depressive Irresein" oder auch die sog. „schizoaffektiven Psychosen", auf der Syndromebene den Blick für eine gesonderte Betrachtung der doch recht häufigen Problemfälle mit manischer bzw. maniformer Symptomatik verstellte. Die „reine" Manie drohte im Raritätenkabinett psychiatrischer Diagnostik ganz zu verschwinden.
Die Aktualität des Maniethemas resultiert also allein schon aus der Tatsache, daß Manie als separater Forschungsgegenstand erst in jüngster Zeit wieder allgemeine Beachtung fand, wobei sich die Manieforschung heute einheitlicher, übersichtlicher und weniger ideologisiert präsentiert als die Depressionsforschung, welche KENDELL (1976) zum Musterbeispiel moderner Begriffsverwirrung erklärt hat. KENDELL (1985) hebt andernorts die relative Einfachheit der Maniediagnose hervor. Die typischen Symptome seien recht verschieden von denen anderer psychiatrischer Krankheitsbilder und im Bezug auf die Kernsymptome bestehe weitgehendes Einvernehmen. Im Kontrast zu den depressiven Krankheitsbildern habe es bei der Manie vergleichbare Auseinandersetzungen über die Beziehung zwischen milden und schweren, neurotischen und psychotischen sowie reaktiven und endogenen Formen nicht gegeben. Über Klassifikationsfragen beständen vielmehr bei der Manie bemerkenswert wenig Meinungsverschiedenheiten, obwohl milde Formen – KRAEPELINs Hypomanie – häufig vorkommen und manische Erkrankungen wahrscheinlich ebenso oft durch Streßsituationen ausgelöst würden wie depressive. KENDELL betont aber, daß trotz dieser günstigen Rahmenbedingungen die Maniediagnose häufig verfehlt werde und Probleme der Grenzziehung, insbesondere gegenüber schizophrenen Krankheitsbildern auftreten.
Persönlicher Ausgangspunkt der vorliegenden Arbeit war dann auch die Konfrontation des Autors mit den Schwierigkeiten der Differentialdiagnose und Therapie maniformer Syndrome im Rahmen einer Assistenzarzttätigkeit in der geschlosse-

nen Frauenaufnahmestation eines Landeskrankenhauses (PLK Ravensburg-Weissenau) mit einem Einzugsgebiet von ca. 400 000 Einwohnern. Für ihn rückte damit eine Gruppe psychischer Erkrankungen ins Blickfeld, die aufgrund ihrer relativen Seltenheit in anderen psychiatrischen Settings Ausnahmeerscheinungen sind.

Wenn man sich fragt, welche Argumente eigentlich aus klinischer Sicht dafür sprechen, sich der manischen Symptomatologie gesondert anzunehmen, müßte in erster Linie die Lithiumtherapie angeführt werden: schließlich stellt das manische Syndrom ja das Zielsyndrom einer Lithiummedikation in therapeutischer Dosierung dar und ist Gegenstand einer prophylaktischen Lithiumbehandlung. Erst die Lithiumforschung hat Fragen aufgeworfen, die eine strengere Erfassung und Differenzierung maniformer Syndrome zum Gebot der Stunde machten.

Die Differentialdiagnose maniformer Syndrome ist gerade wegen der Möglichkeit und Notwendigkeit differentieller Pharmakotherapien folgenreich. So könnte beispielsweise eine Lithiumtherapie bei der maniformen Erregung eines schizophrenen Patienten ineffektiv oder sogar kontraindiziert sein, während andererseits Lithium und/oder Carbamazepin (in Deutschland 1964 als TEGRETAL® eingeführt) sich in der Therapie und bei der Rezidivprophylaxe bipolarer affektiver und schizoaffektiver Erkrankungen bewährt haben bzw. Mittel der Wahl darstellen.

Vor derartigen Entscheidungsproblemen steht jeder Kliniker, der sich mit den „Zwischen-Fällen" (in K. SCHNEIDERs Terminologie) bzw. schizoaffektiven Psychosen mit maniformer Symptomatik konfrontiert sieht. Meistens erlaubt das „Querschnittsbild" solcher Psychosen keine eindeutige Differentialdiagnose und bei der Entlassung des Patienten muß die vieldeutige Formulierung „schizoaffektive Psychose" herhalten, angesichts eines ungelösten diagnostischen und therapeutischen Dilemmas.

Die Validierung der Manie im Interesse klinischer und psychopathologischer Fragestellungen setzt sicherlich auch den Schritt von der impressionistischen Beschreibung der Phänomene hin zu einer operationalisierten, forschungsorientierten Syndromatologie voraus. Besonders in der anglo-amerikanischen Psychiatrie wird gerade hier der entscheidende Punkt gesehen, daß nämlich weitere Fortschritte psychiatrischer Diagnostik wesentlich von der Entwicklung operationalisierter diagnostischer Anwendungsregeln – beispielsweise im Sinne genauer diagnostischer Einschluß- und Ausschlußkriterien – abhängen werden. Sie könnten – erstmals in der Psychiatriegeschichte – die Basis für einen internationalen Konsens abgeben.

Ein Teil dieser Arbeit reflektiert diese jüngsten methodologischen Fortschritte der Psychiatrie. Konkret bedeutet dies auch die Auseinandersetzung mit dem von der American Psychiatric Association (1980) veröffentlichten DSM-III (*D*iagnostic and *S*tatistical *M*anual of Mental Disorders, *Third Edition*), das – trotz mancher Kritik – mittlerweile international von vielen Fachleuten als ein Meilenstein in der Entwicklung der Psychiatrie gewürdigt und beispielsweise von P. PICHOT dem Erscheinen von KRAEPELINs Lehrbuch (1899) in seiner revolutionären Bedeutung gleichgesetzt wurde. Die Herausforderung an die deutschsprachige Psychiatrie ist durch die inzwischen vorliegende deutsche Übersetzung des DSM-III noch gewachsen.

Abgesehen von den offenkundigen Vorteilen operationalisierter Anwendungsregeln für psychiatrische Diagnostik sollte aber beachtet werden, daß mit derartigen Abstrahierungen vom klinischen Bild notwendigerweise auch ein erheblicher Informationsverlust verbunden ist: Einschluß- und Ausschlußkriterien, Skalen, Erhebungsbögen und normierte Interviews können nie die klinischen Phänomene so prägnant wiedergeben, wie es beispielsweise KRAEPELIN und LEONHARD mit ihren anschaulichen Beschreibungen vermögen. Daß dieser Informationsverlust unter Umständen kritische Details betreffen kann, soll am Beispiel der Manie in dieser Arbeit gezeigt werden.

Mangels eines eigenständigen Maniekonzeptes befanden sich die manischen Krankheitserscheinungen immer im Spannungsfeld verschiedener Nosologien. Daß KRAEPELINs und LEONHARDs Standpunkte besonders geeignet sind, Manie in Perspektive zu bringen, liegt daran, daß sich die Dialektik dimensionaler und kategorialer nosologischer Differenzierung bei beiden unterschiedlich entfaltet: KRAEPELINs „Zweiteilungsprinzip", die Unterscheidung in „manisch-depressives Irresein" (MDE) und „dementia praecox", ist kategorial, seine Auffassung der affektiven Psychosen hingegen dimensional, da er *alle* endogenen affektiven Psychosen für Manifestationen des Bipolaritätsphänomens hält.

LEONHARD nimmt sowohl bei den affektiven wie bei den schizophrenen Psychosen viele subtile kategoriale Unterscheidungen vor, ohne dimensionale Aspekte (Bipolarität) aus den Augen zu verlieren.

Bipolarität stellt aber nicht nur ein *gemeinsames Funktionsprinzip* vieler affektiver und schizophrener Psychosen dar, sondern bildet auch die funktionspathologische Basis mancher psychiatrisch relevanter Verhaltensstörungen und Charakterauffälligkeiten. Dieses noch kaum erschlossene Gebiet nichtpsychotischer bipolarer Phänomene bedeutet eine große Herausforderung für die moderne Psychiatrie. Insbesondere im dritten Teil der vorliegenden Arbeit soll Manie im größeren Rahmen der Bipolaritätsphänomene betrachtet werden.

Zusammenfassend kann man also die *Zielsetzung* der vorliegenden Arbeit folgendermaßen definieren:

Es wird versucht, Grundzüge und Rahmenbedingungen eines am Bipolaritätsphänomen orientierten differenzierten Maniekonzeptes zu entwickeln.

Die klinischen Phänomene und die historisch relevanten Einteilungsversuche der endogenen Psychosen stellen dabei die wesentlichen Ausgangspunkte für diese Konzeptualisierung der manischen und maniformen Krankheitsbilder dar.

1 Maniekonzepte unter historischen und nosologischen Aspekten

1.1 Evolution des Maniebegriffes (nach PETERS, 1984)
Im Altertum bezeichnete man mit „Manie" jede Form psychischer Erregung; im 19. Jahrhundert repräsentiert der Begriff „Manie" sozusagen die „allgemeine Form des Wahnsinns". „Akute Manie" bedeutete demzufolge in der alten Psychiatrie einfach eine sehr plötzlich, mit großer Erregung und Geistesverwirrung einsetzende Psychose.
Ließ sich ein Symptom besonders hervorheben, wurde von „Monomanie" gesprochen. Dieser von Frankreich ausgehenden Bezeichnung für Einzelwahn bzw. Partialwahn lag die Vorstellung zugrunde, daß die Psyche nur in einem Punkte krankhaft verändert sei. Es gab mehr als hundert dieser Monomanien. Viele der alten Bezeichnungen haben sich (allerdings nicht immer in der alten Bedeutung) erhalten, beispielsweise Kleptomanie, Pyromanie, Poriomanie, Dipsomanie, Nymphomanie.
Die sog. Monomanien werden heute durchweg als Symptom einer größeren psychopathologischen Einheit verstanden, beispielsweise im Rahmen einer endogenen Psychose.
Manie bezeichnet im gegenwärtigen Sprachgebrauch gewöhnlich die endogen entstehende, meist heitere, oft auch gereizte Verstimmung, die, zusammen mit der endogenen Depression wesentlich die affektive Symptomatik bei den manisch-depressiven Erkrankungen (in ihrer bipolaren Form) mitbestimmt.
Der *endogenen oder primären Manie* wäre die – auch theoretisch bedeutsame – *sekundäre oder symptomatische Manie* gegenüberzustellen, die im Rahmen anderer psychiatrischer oder nichtpsychiatrischer Krankheitsbilder oder auch als Folge der Einnahme bestimmter Medikamente gelegentlich beobachtet wird.
Maniformes Syndrom bezeichnet ein Krankheitsbild mit stärkerer Erregung und Rededrang, das zunächst nicht eindeutig als Manie zu erkennen ist.
Manische Syndrome zeichnen sich psychopathologisch in der Regel durch eine gehobene Stimmung bzw. motivlose, überströmende Heiterkeit, meist verbunden mit Beschäftigungsdrang bei psychomotorischer Überaktivität sowie ideenflüchtiges Denken aus.
Die letztgenannten Kernsymptome – auch als „manische Trias" bezeichnet – werden mit einigem Recht als Antithese zum Syndrom der vital-depressiven Verstimmung, das bekanntlich das Zielsyndrom der Antidepressiva vom Imipramintyp darstellt, aufgefaßt: Der manischen Euphorie mit dem ausgeprägten Lustgefühl (Exaltation der Leibgefühle) würde die Freudlosigkeit (Anhedonie) der depressiven Verstimmung mit ihren herabgesetzten Vitalempfindungen entsprechen, der psychomotorischen Überaktivität die psychomotorische Hemmung und der Ideenflucht die Denkhemmung.
Bei der manischen Gestimmtheit in ihrer reinen Form fühlen sich die Patienten glücklich, unbekümmert, sorglos, übermütig, fröhlich und optimistisch („heitere Manie"). Nach BINSWANGER sind sie in einer spielerischen und festlichen Stimmung. Eine eigene Patientin, die ziemlich genau an ihrem 18. Geburtstag eine manische Symptomatik entwickelte, charakterisierte ihr subjektives Befinden mit dem

Ausdruck „pudelwohl". Sie habe „nie ein schöneres Geburtstagsfest gefeiert; alle seien auf ihr Glück neidisch gewesen".
Dieses Lustgefühl am Leben entspringt offenbar der Intensivierung durchweg positiven Erlebens. Die allgemeine Aktivitätszunahme mit gesteigertem psychomotorischen Tempo läßt an den Wegfall hemmender Mechanismen denken. Rededrang und Ideenflucht („vom hundertsten ins tausendste") ist geradezu als pathognomonisch für die „ideenflüchtige" Manie anzusehen. – Die Aktivität kann bestenfalls noch in leichteren, *hypo*manischen Fällen in produktive oder kreative Tätigkeit umgesetzt werden; bei weiterer Intensitäts- und Temposteigerung ist ein manischer Patient gewöhnlich außerstande, sein Denken und Urteilsvermögen mit der Realität oder normativen Ansprüchen in Einklang zu bringen. Die Selbstüberschätzung kann sich bis hin zu Allmachtsgefühlen steigern, bei vollständiger Verleugnung realer Hindernisse oder Gefahren.
Bei der *gereizt-maniformen Variante* des Krankheitsbildes („gereizte Manie") fühlen sich die Kranken grundlos, aber auch infolge aggressiver Reaktionen der Umwelt auf ihr eigenes distanz- und kritikloses Verhalten, leicht verärgert und reagieren akut mit ungezügelter Wut, schreien, fluchen und werden ggf. auch handgreiflich und gewalttätig („erregte Manie"), beruhigen sich aber auch oft spontan wieder, bis der Kreislauf auf's Neue beginnt.
Manchmal scheinen Wahnstimmung, Wahnwahrnehmungen und eine paranoide Einstellung zur Umgebung das Verhalten des Kranken mitzubestimmen. Die schizophrenieähnliche, produktiv-psychotische Symptomatik bei Manikern – von K. Schneider als „paranoides Überkochen" der Manie aufgefaßt – wirft natürlich im Einzelfall erhebliche differentialdiagnostische Probleme auf.
Bei weiterer Intensitätssteigerung und unbehandelt kann eine Manie schließlich in lebensbedrohliche Erregungs- und Erschöpfungszustände ausmünden („delirante" bzw. sog. Bellsche Manie).

1.2 Stellenwert der Manie in Kraepelins Krankheitskonzept des „manisch-depressiven Irreseins".

Auch unter modernen Gesichtspunkten dürfen die zunächst als gegensätzlich imponierenden Standpunkte Kraepelins und Leonhards in Bezug auf die Einteilung der endogenen Psychosen als außerordentlich einflußreich gelten.
Es liegt daher nahe, die Positionen beider Autoren hinsichtlich manischer Phänomenologie und deren nosologischer Zuordnung zum Ausgangspunkt der vorliegenden Arbeit zu machen.
Die historische Bedeutung von Kraepelins dichotomer Aufteilung der endogenen Psychosen (Zweiteilungsprinzip), nämlich in die Krankheitseinheiten des quoad restitutionem prognostisch günstigen „manisch-depressiven Irreseins" auf der einen Seite und der mit Defektbildung einhergehenden „dementia praecox", ist allgemein bekannt. Die jüngste weltweite Renaissance Kraepelinscher Anschauungen hat bereits in einem unschönen Neologismus („Rekraepelinisierung") Ausdruck gefunden und stellt einen wichtigen Teilaspekt des in den USA stattfindenden „Paradigmenwechsels" von den psychoanalytischen Theorien hin zu einer mehr biologisch orientierten Psychiatrie dar.

LEONHARDs Unterscheidung in monopolare und bipolare Depressionen hat sich international durchgesetzt, und seine in der Tradition WERNICKEs und KLEISTs stehende „Aufteilung der endogenen Psychosen" (1980) dürfte in Zukunft noch mehr Beachtung finden.

1.2.1 Manie in KRAEPELINs Krankheitskonzept

Wenn man aus KRAEPELINs Beschreibung des „manisch-depressiven Irreseins" (MDE) aus dem Jahre 1913 eklektisch die manierelevanten Gesichtspunkte auszusondern versucht, hat man zunächst unwillkürlich das Gefühl, KRAEPELIN „gegen den Strich" zu lesen, besteht doch dessen Bemühen in erster Linie gerade darin, zu zeigen, daß Manie und Depression eigentlich nur zwei Seiten derselben Medaille darstellen und alle möglichen Übergänge und Kombinationen die Zusammengehörigkeit und damit die neugeschaffene nosologische Einheit bestätigen.
Die Intention eines derartigen Vorgehens soll natürlich nicht darin liegen, diese Tatsache zu bestreiten; vielmehr soll die ausschließliche Beschäftigung mit den manischen Phänomenen – wie im Einleitungmotto der Arbeit angedeutet – zur Emanzipation eines „Stiefkindes der Psychiatrie" einen Beitrag leisten.
Die Gründe für die unterschiedlich intensiven Bemühungen im Bereich depressiver Krankheitserscheinungen auf der einen und manischer Syndrome auf der anderen Seite sind sicherlich sehr vielfältig; KRAEPELINs sehr ausgewogene Darstellung läßt es aber ausgeschlossen erscheinen, daß der entscheidende Anstoß zu dieser Entwicklung, nämlich der verminderten Aufmerksamkeit für die manischen Phänomene, von ihm herrühren könnte. Denn wenn man auch nicht jedes manische/maniforme Krankheitsbild seiner Krankheitseinheit (MDE) subsumieren kann (siehe die „sekundäre Manie" und auch LEONHARDs abweichende Nosologie) so ist doch bei KRAEPELIN die ganze Spielbreite manischer Krankheitserscheinungen geradezu exemplarisch wiedergegeben, und ihre separate Würdigung unter allen möglichen klinisch relevanten Gesichtspunkten wird bis ins Detail durchgehalten. Vielleicht hat auch gerade die besonders starke diagnostische und differentialdiagnostische Relevanz, die die manischen Anteile für den Nachweis einer „manisch-depressiven Erkrankung" besitzen, KRAEPELIN davon abgehalten – etwa wegen einer zahlenmäßigen Überlegenheit depressiver Krankheitsphasen – die manischen Anteile unterzubewerten. Vielmehr baut sein gesamtes Konzept auf einer vollkommenen Gleichberechtigung und gegenseitiger Ersetzbarkeit manischer und depressiver Krankheitsanteile auf. Zur Veranschaulichung des Gesagten werden im Folgenden einige Basisannahmen KRAEPELINs, die auch etwas Licht auf die Entstehung des Krankheitskonzeptes werfen, in Form einer längeren Passage aus seinem Lehrbuch wörtlich wiedergegeben (KRAEPELIN 1913, S. 1373):
„Die Krankheitsform des manisch-depressiven Irreseins, wie sie hier umgrenzt und geschildert worden ist, setzt sich aus einer großen Zahl von klinischen Bestandteilen zusammen, die sonst vielfach eine andere Deutung zu erfahren pflegen. Den Ausgangspunkt des Krankheitsbegriffes bildet die hauptsächlich von den französischen Irrenärzten geschaffene Lehre von den periodischen oder, wie MAGNAN sie nannte, intermittierenden Geistesstörungen. Die Aufmerksamkeit jener Forscher richtete sich dabei auf eine der auffallendsten Eigenschaften unserer Krankheits-

gruppe, auf ihre Neigung zu mehrfacher Wiederholung im Leben. Dabei konnte es ihnen nicht entgehen, daß sich die Wiederkehr der Anfälle bald in gleicher, bald in wechselnder Form vollzog. Diese Erfahrung führte zunächst zur Abtrennung der periodischen Manie und Melancholie; sodann wurden, wie schon erwähnt, die zusammengesetzten Formen nach ihren wechselnden Verlaufsarten noch in eine Reihe von Spielarten zerlegt, bis man sie später unter der ursprünglich nur für den fortlaufenden Wechsel von Manie und Depression geltenden Bezeichnung des zirkulären Irreseins zusammenfaßte.

Die weitere Erfahrung, wie sie die einzelnen Verlaufsarten des zirkulären Irreseins nicht als besondere Krankheiten bestehen lassen konnte, hat gelehrt, daß auch die Abtrennung der einfach periodischen Formen von den zusammengesetzten sich nicht durchführen läßt. Wie früher ausführlich erörtert, gehören zunächst die rein manischen Anfälle ohne jede Verbindung mit depressiven Krankheitszeichen als Einleitung, Anschluß, Einschiebsel oder Beimischung zu den Seltenheiten, und wo uns der eine oder andere derartige Anfall begegnet, sehen wir doch, wie in unseren Fällen 7, 8, 9 und 10, wenigstens zu anderer Zeit depressive Krankheitsabschnitte zur Ausbildung gelangen. Die klinischen Bilder des manischen Anfalles selbst aber gleichen einander vollkommen, mögen sie nun einer sogenannten periodischen Manie oder einer zirkulären Verlaufsform angehören. Es gibt keinen Irrenarzt, und kann nach meiner Überzeugung auch keinen geben, der imstande wäre, aus dem Zustandsbilde allein zu erkennen, ob ein gegebener manischer Anfall der einen oder anderen Gruppe von Erkrankungsformen angehört. Wenn auch die manischen Anfälle voneinander noch so stark abweichen mögen, so sagen uns doch diese Unterschiede durchaus gar nichts darüber, ob wir es mit einer periodischen Manie oder mit einem zirkulären Irresein zu tun haben.

Erheblich schwieriger liegt die Frage hinsichtlich der periodischen Melancholie. Sind wir überzeugt, daß wir es in der periodischen Manie gewissermaßen mit einer Form des zirkulären Irreseins zu tun haben, bei der sämtliche Anfälle in manische umgewandelt sind, so liegt natürlich der Gedanke nahe, daß auch hierher gehörige Erkrankungen vorkommen, in denen die depressiven Anfälle allein das Feld behaupten. Diese Anschauung gewinnt dadurch neue Stützen, daß sich in Verbindung mit den Depressionszuständen nicht nur überaus häufig leichtere Andeutungen manischer Krankheitszeichen nachweisen lassen, vorübergehende gehobene Stimmung, Größenideen, Lachen, Singen, Tanzen, Glücksgefühl in der Genesungszeit, sondern daß sich auch zwischen den reinen periodischen Depressionen und den zirkulären Formen alle nur denkbaren Übergänge auffinden lassen. Endlich ist noch auf die Mischzustände hinzuweisen, für deren Eigenart und Mannigfaltigkeit wir nur dann ein ungefähres Verständnis gewinnen, wenn wir alle die gegensätzlichen manischen und depressiven Krankheitszeichen als Äquivalente ansehen, die sich gegenseitig ersetzen können und tatsächlich außerordentlich häufig füreinander eintreten." (Zitat Ende)

1.2.2 Phänomenologie manischer und manische Anteile enthaltender Krankheitszustände aus der Sicht KRAEPELINs

Wenn wir zur Darstellung gerade der leichteren Formen manischer Erkrankung jetzt wieder eine längere Passage aus KRAEPELINs Buch zitieren, rechtfertigt sich dieses Vorgehen u. E. aus folgenden Überlegungen: Zunächst wird wohl niemand es heutzutage im Hinblick auf manische Krankheitserscheinungen mit der deskriptiven Akribie KRAEPELINs und der Fülle des von ihm zusammengetragenen Materials aufnehmen können. Die meist recht kargen und abstrakten Darstellungen moderner Autoren zum Maniethema spiegeln nur allzu deutlich den Mangel an eigener Anschauung wieder; es fehlt die Zeit, der Wille und vielleicht auch schon die Fähigkeit zu ruhiger, unvoreingenommener Betrachtung und anschaulicher Beschreibung, während die alten Psychiater eine Kunst daraus machten. – Im Falle der Anfangsstadien einer Manie sind es im übrigen in der Regel die Angehörigen des Kranken oder andere psychiatrische Laien, die mit den weiter unten geschilderten Verhaltensauffälligkeiten der Kranken konfrontiert sind, ohne sich über deren Krankheitswert im Klaren zu sein, bis die Krankheit schließlich ein Stadium erreicht, das Hinzuziehung eines Psychiaters oder Anstaltseinweisung unvermeidlich erscheinen läßt. Die Schilderungen KRAEPELINs aus dem Jahre 1913 sind auch deshalb nicht ohne Reiz, weil man die zeitgenössische Ausgestaltung und das zeitlose Moment im Krankheitsbild sozusagen simultan auf sich wirken lassen kann.
Die angeblich leichte Maniediagnose wird de facto nur allzu häufig versäumt, weil eben auch der Psychiater zu wenig Anschauung davon hat, mit trügerischen „Momentaufnahmen" konfrontiert ist und sich auf Schilderungen dritter Personen mehr als bei jedem anderen Krankheitsbild in der Psychiatrie verlassen muß. Die später zu schildernden schweren Verlaufsformen und die „Mischzustände" werden ja – aus anderen Gründen – ebenfalls häufig falsch interpretiert.
KRAEPELIN schickt seiner Beschreibung manischer Zustände folgende einschränkenden Bemerkungen voraus:
„Die Darstellung der einzelnen klinischen Zustandsbilder, in denen das manisch-depressive Irresein aufzutreten pflegt, wird zunächst von dem augenfälligen Gegensatz zwischen *manischen* und *depressiven* Erkrankungsanfällen auszugehen haben. Daran schließen sich dann als dritter Formenkreis die aus Bestandteilen anscheinend entgegengesetzter Bilder sich zusammensetzenden *Mischzustände*. Endlich werden wir noch die unscheinbaren, auch in den Zwischenzeiten zwischen den ausgeprägten Anfällen fortbestehenden Veränderungen des Seelenlebens ins Auge zu fassen haben, in denen die *allgemeine psychopathische Grundlage* des manisch-depressiven Irreseins zum Ausdrucke kommt. Es muß jedoch von vornherein betont werden, daß die Abgrenzung der einzelnen klinischen Erscheinungsformen des Leidens in vieler Hinsicht eine durchaus künstliche und willkürliche ist. Die Beobachtung ergibt nicht nur das Vorkommen fließender Übergänge zwischen allen den verschiedenen Zustandsbildern, sondern sie zeigt auch, daß binnen kürzester Frist der gleiche Krankheitsfall die mannigfaltigsten Wandlungen durchlaufen kann. Die hier gegebene Formenlehre kann demnach nur als ein Versuch betrachtet werden, die Fülle des Erfahrungsstoffes ganz im groben einigermaßen übersichtlich zu ordnen." (Zitat Ende, S. 1237)

1.2.2.1 Leichtere manische Zustände (S. 1237 – 1245)

KRAEPELIN schildert die leichteren manischen Zustände wie folgt: „Die leichtesten Formen der manischen Erregung pflegt man als ‚Hypomanie', Mania mitis, mitissima, auch wohl, aber unzweckmäßig, als Mania sine delirio zu bezeichnen. Die Franzosen haben von einer ‚Folie raisonnante', einem Irresein ohne Verstandesstörung gesprochen. In der Tat erscheint die Besonnenheit, die Auffassungsfähigkeit, das Gedächtnis der Kranken im allgemeinen ungestört. Die geistige Regsamkeit, die Beweglichkeit der Aufmerksamkeit ist sogar nicht selten gesteigert; die Kranken können aufgeweckter, scharfsinniger, leistungsfähiger erscheinen, als früher. Namentlich ist es die Gewandtheit in der Erfassung entfernter Ähnlichkeiten, die nicht selten den Hörer überrascht, weil sie den Kranken zu witzigen Wendungen und Einfällen, Wortspielen, verblüffenden, wenn auch bei genauerer Betrachtung meist wenig stichhaltigen Vergleichen und ähnlichen Leistungen der Einbildungskraft befähigt. Dennoch ist auch bei den leichtesten Graden der Störung der *Mangel an innerer Einheit des Vorstellungsverlaufes*, die Unfähigkeit zur folgerichtigen Durchführung einer bestimmten Gedankenreihe, zur ruhigen, logischen Verarbeitung und Ordnung gegebener Ideen, die Unbeständigkeit des Interesses, das jähe unvermittelte Abspringen von einem Gegenstande zum anderen außerordentlich bezeichnend. Allerdings wissen die Kranken nicht selten mit einiger Anstrengung diese Erscheinungen vorübergehend zu verwischen und die Herrschaft über ihren zügellos gewordenen Vorstellungsverlauf noch für einige Zeit wiederzugewinnen; in Schriftstücken und namentlich in den oft eifrig betriebenen Reimereien pflegt dann doch eine leichte Ideenflucht regelmäßig deutlich hervorzutreten. Vorübergehend kann sich übrigens auch bei diesen leichten Formen stärkere Erregung und Verwirrtheit einstellen.

Die Erinnerung an die jüngsten Erlegnisse ist nicht immer treu, sondern wird vielfach durch eigene Zutaten gefärbt und ergänzt. Der Kranke läßt sich in seinen Erzählungen leicht zu Übertreibungen und Verdrehungen hinreißen, die zum Teil schon einer schiefen Auffassung, zum Teil aber auch nachträglicher Umdeutung entspringen, ohne daß deren Willkürlichkeit ihm selbst klar zum Bewußtsein kommt. Obgleich daher eigentliche Wahnbildungen fehlen, begegnet uns doch regelmäßig eine stark übertriebene Selbstschätzung. Der Kranke prahlt mit seinen vornehmen Bekanntschaften, seinen Heiratsaussichten, gibt sich für einen Grafen, für ‚einen Doktor wegen seiner Verdienste um den Staat' aus, will ‚alles nobel haben', spricht von Erbschaften, die er zu erwarten habe, läßt sich Visitenkarten mit einer Krone drucken; eine Dame unterzeichnete ihre Briefe als ‚Athene'. Eine Klosterschwester erzählte, bei ihrer Geburt habe sich ein Wunder zugetragen; sie habe übernatürliche Gaben, werde den Orden reformieren. Mit beredten Worten rühmt der Kranke seine Leistungen und Fähigkeiten; er versteht alles am besten, bespöttelt das Treiben anderer mit vornehmer Geringschätzung und verlangt besondere Anerkennung für seine eigene Person; er ist ein ‚ausgezeichneter Dichter, Redner, Witzemacher und Geschäftsmann', ein ‚frischer Kerl', kann arbeiten wie ein Wilder, manchen Professor und Diplomaten ersetzen. Ein Kranker, dem sein Betteln vorgehalten wurde, erklärte stolz: ‚der Bettler ist der wahre König.'

Von einer Krankheitseinsicht ist in der Regel gar keine Rede; auch durch den Hinweis auf frühere Anfälle, die er während der traurigen Verstimmung vielleicht ganz richtig beurteilte, läßt sich der Kranke keinen Augenblick von der wahren Natur seines Zustandes überzeugen. Im Gegenteil fühlt er sich gesünder und leistungsfähiger, als jemals, hat ‚einen kolossalen Arbeitsgeist', ist ‚furchtbar lebenslustig', höchstens etwas erregt durch die unwürdige Behandlung. Die Beschränkung seiner Freiheit betrachtet er als einen schlechten Witz oder eine unverzeihliche Kränkung, die er auf Quertreibereien seiner Angehörigen oder ihm sonst feindlich gesinnter Personen zurückführt, und zu deren Beseitigung und Sühne er gesetzliche Maßregeln zu ergreifen droht. Nicht er, sondern diejenigen seien geisteskrank, die seine geistige Überlegenheit, seine Begabung nicht zu würdigen verständen und ihn durch aufreizende Reibereien in Erregung zu versetzen suchten. Man wird durch dieses Verhalten an die Erfahrungen erinnert, die man so häufig über die Selbsttäuschungen Angetrunkener zu machen Gelegenheit hat.

Die *Stimmung* des Kranken ist vorwiegend gehoben, heiter, durch das Gefühl der erhöhten Leistungsfähigkeit beeinflußt. Er ist in unverwüstlich guter Laune, siegesbewußt ‚kuragiert', fühlt sich glücklich und froh, nicht selten in überschwänglicher Weise, wacht jeden Morgen ‚mit goldenem Humor' auf. Er sieht sich von lieben, edlen Menschen umgeben, findet volle Befriedigung in den Genüssen der Freundschaft, der Kunst, der Humanität; er will alle Menschen beglücken, das soziale Elend beseitigen, seine Umgebung bekehren. Meist bildet sich eine übermütige, ausgelassene, zu allen möglichen Streichen geneigte Stimmung heraus. Bisweilen entwickelt sich ein ausgeprägt humoristischer Zug, die Neigung, allen Dingen und Ereignissen die scherzhafte Seite abzugewinnen, Spitznamen zu erfinden, sich selbst und andere lustig zu verspotten. Ein Kranker bezeichnete sich als ‚reinrassigen Berufsnarren'; ein anderer erklärte die Klinik für eine ‚Nervenruinieranstalt'; ein dritter gab an, er sei ‚Dichter, Viehtreiber, Schriftsteller, Kesselflicker, Lehrer, Volksreformator, Oberanarchist und Detektiv'. Auf der anderen Seite besteht oft genug eine große gemütliche Reizbarkeit. Der Kranke ist unzufrieden, unduldsam, nörgelnd, namentlich im Verkehr mit Nahestehenden, wo er sich gehen läßt; er wird anspruchsvoll, rechthaberisch, rücksichtslos, patzig und selbst roh, wo er mit seinen Wünschen und Neigungen auf Widerstand stößt; geringfügige äußere Anlässe können ungemein heftige Zornesausbrüche herbeiführen. In seiner Wut prügelt er Frau und Kinder, droht, alles kurz und klein zu schlagen, über den Haufen zu rennen, das Haus anzuzünden, schimpft in den kräftigsten Ausdrücken über die ‚Sippschaft' seiner Angehörigen, namentlich unter gleichzeitigem Einflusse des Alkohols. Das innere Gleichgewicht des Kranken ist verloren gegangen; er läßt sich gänzlich durch augenblickliche Eindrücke und Gemütsbewegungen leiten, die sofort die Herrschaft über seine Stimmung und seinen erregten Willen erlangen. Seine *Handlungen* tragen daher vielfach das Gepräge des Triebartigen, Unüberlegten und – wegen der geringen Störung des Verstandes – des Unsittlichen.

Was vor allem auffällt, ist seine *erhöhte Geschäftigkeit*. Der Kranke fühlt das Bedürfnis, aus sich herauszugehen, mit seiner Umgebung in lebhaften Verkehr zu treten, eine Rolle zu spielen. Da er keine Ermüdung kennt, ist er Tag und Nacht in Tätigkeit; die Arbeit wird im sehr leicht; die Ideen fließen ihm zu. Es duldet ihn nicht lange im Bett; in aller Frühe, um 4 Uhr bereits, steht er auf, räumt alle Rumpelkammern auf, erledigt rückständige Angelegenheiten, unternimmt Morgenspaziergänge, Ausflüge. Er beginnt, Gesellschaften, Vergnügungen mitzumachen, viele und lange Briefe zu schreiben, ein Tagebuch zu führen, viel zu musizieren, zu

schriftstellern. Namentlich die Neigung zum Reimen (Briefe!) pflegt sich stark geltend zu machen. Ein einfacher Bauer gab seine ideenflüchtigen Reimereien im Selbstverlage heraus; eine junge Dame verfaßte bei ihrem Scheiden aus der Anstalt ein humoristisches Testament in Knittelversen und ließ es drucken. Sein Betätigungsdrang veranlaßt den Kranken, seine Möbel umzustellen, entfernte Bekannte zu besuchen, sich um alle möglichen Dinge und Verhältnisse zu kümmern, die ihm früher gänzlich fern lagen. Politik, die Universalsprache, die Luftschiffahrt, die Frauenfrage, öffentliche Angelegenheiten aller Art und deren Verbesserungsbedürftigkeit beschäftigen ihn. Ein Arzt kündigte Vorträge über ‚Erbsünde, Genesis, Zuchtwahl und Auslese' an; ein anderer Kranker fuhr mit einer Droschke herum und verteilte Heiligenbilder. Der Kranke knüpft zahlreiche Verbindungen an, zahlt plötzlich ohne Nötigung sämtliche Geschäftsschulden, macht großartige Geschenke, baut allerlei Luftschlösser und stürzt sich mit rascher Begeisterung in gewagte, seine Kräfte weit übersteigende Unternehmungen. Er läßt von seinem Dörfchen 16 000 Stück Ansichtspostkarten drucken, sucht einen Negerknaben aus Kamerun zu adoptieren. Ein Kranker erbot sich plötzlich, der Polizei einen lange gesuchten politischen Verbrecher sofort zur Stelle zu schaffen, verlieh dabei dem Beamten in scherzhafter Weise eine Phantasieuniform, lud durch die Zeitung ‚die ganze Hautevolée' zum Ballfest in einem Aussichtshäuschen ein.
Die wirkliche Arbeitsfähigkeit des Kranken erleidet dabei regelmäßig eine erhebliche Einbuße. Er hat keine Ausdauer mehr, läßt das Angefangene halbfertig liegen, ist liederlich und sorglos in der Ausführung, tut nur, was ihm zusagt, vernachlässigt seine eigentlichen Aufgaben. Ein Kranker verbrachte seine ganze Zeit mit Heiratsplänen, Zeitungslesen, Spazierengehen und Kegelschieben. ‚Er ist übergeschäftig', hieß es von einem anderen; ‚bringt aber weniger fertig, als früher'. Wie es ihm gerade einfällt, unternimmt der Kranke unnötige Reisen, treibt sich herum, fährt spazieren, versetzt seine Uhr, leiht Geld zusammen, macht zwecklose Einkäufe und Tauschgeschäfte, auch ohne einen Pfennig in der Tasche, weil jeder neue Gegenstand seine Begierde reizt. Selbst der gelegentliche Diebstahl und die Übervorteilung wird in dieser krankhaften Lust am Besitz bisweilen nicht gescheut, um das Gewünschte zu erlangen. Ein Kranker verlangte nachdrücklich eine Gehaltserhöhung und drohte dabei, die Feuerwehr zu alarmieren, um das Volk auf seine Lage aufmerksam zu machen. Eine Kranke wog sich in den Geschäften zu viel ab; eine andere trank fremde Gläser leer.
Im *äußeren Benehmen* des Kranken macht sich gewöhnlich das gehobene Selbstgefühl, die Sucht, hervorzutreten, dann aber Unruhe und Unstetigkeit bemerkbar. Er kleidet sich gegen seine sonstige Gewohnheit nach der neuesten Mode, wenn auch vielleicht nachlässig, trägt ‚einen Hut wie Bismarck', steckt sich Blumen ins Knopfloch, begießt sich mit Wohlgerüchen; eine Kranke ließ sich elfmal hintereinander frisieren. Der Kranke führt überall das Wort, mischt sich ein, drängt sich bei jeder Gelegenheit in den Vordergrund, macht trotz tiefer Trauer geräuschvolle Vergnügungen mit, deklamiert öffentlich, zeichnet hohe Beiträge bei Sammlungen, sucht aller Augen auf sich zu lenken, Eindruck zu machen, ergeht sich in Absonderlichkeiten. Ein Kranker bezeichnete sich als ‚ein Konglomerat aller Leidenschaften, Sadist, Masochist, Fetischist, Onanist'. Häufig fällt der Kranke durch allerlei Unfug auf; er bringt in der Nacht ein Posaunenständchen, übernachtet auf Bänken im Freien, spaziert im Frack mit selbstverfertigten Orden einher, nimmt ein Bad in den

Kleidern, führt militärische Übungen mit einem Besen aus, geht segnend auf der Straße umher, macht ohne Anlaß einen Besuch beim Erzbischof. Eine Kranke ahmte einen hysterischen Anfall nach; eine andere führte eine kleine Theaterszene auf, gab scheinbar häusliche Anweisungen, telephonierte nach Fleisch, geriet in Streit mit dem Telephonfräulein, äußerte sich sehr entrüstet über deren angebliche Nachlässigkeit; eine dritte las aus der Zeitung allerlei erfundene, unsinnige Dinge vor.
In Gesellschaft benimmt sich der Kranke sehr ungeniert, läßt sich Verstöße gegen Anstand und Sitte zuschulden kommen, erzählt gewagte Witze vor Damen, führt schnoddrige Reden, nimmt sich mit lustigem Übermute unpassende Vertraulichkeiten gegen Fremde oder höherstehende Personen heraus, schließt mit dem ersten Besten Freundschaft und Duzbrüderschaft. Ein Bauernmädchen begann ihrer Umgebung alle ihre ‚Schlechtigkeiten', namentlich ihren Genossinnen die unehelichen Kinder vorzuhalten. Infolge seines Mutwillens und seiner Reizbarkeit gerät der Kranke in vielfache Zwistigkeiten mit seiner Umgebung und der öffentlichen Ordnung; er beleidigt Beamte, fordert vom Arzte kavaliermäßige Genugtuung, begeht Zechprellereien, wird von seinen Vorgesetzten zur Rechenschaft gezogen und gemaßregelt. Ein Schüler, der einen Streit mit Bauern hatte, forderte sie auf Pistolen, überreichte ihnen seine Karte und schoß dann in die Luft; er drohte seinen Direktor, der gegen ihn eine Strafe verhängt hatte, zu erschießen. Manche Kranke verwickeln sich in Rechtsstreitigkeiten, die sie mit großer Leidenschaftlichkeit und in den schärfsten Formen durch alle Instanzen durchführen; sie werden wegen ihrer umfangreichen, von Selbstgefühl, Beleidigungen und kühnen Behauptungen strotzenden Eingaben leicht für Querulanten gehalten, bis sie dann mit dem Eintritt der Beruhigung oder gar mit dem Umschlag in Depression reuevoll den Rückzug antreten.
Besonders verhängnisvoll pflegt dem Kranken die Neigung zu Ausschweifungen zu werden. Er fängt an, sich häufig zu betrinken, unsinnig zu spielen, die Nächte auszubleiben, sich in Bordellen und zweifelhaften Wirtschaften herumzutreiben, übermäßig zu rauchen und zu schnupfen, stark gewürzte Speisen zu essen. Wo derartige Erregungen häufig eintreten und von sehr kurzer Dauer sind, kann ein der Dipsomanie sehr ähnliches Bild entstehen.
Die geschlechtliche Erregbarkeit erfährt eine erheblicher Steigerung. Ein älterer, sonst sehr eingezogen lebender Familienvater begann mit den Kunstfechterinnen eines Zirkus Champagner zu trinken; ein anderer suchte in die Kammer der Köchin einzudringen und entschuldigte sich auf Vorhalt mit seinem ‚Johannistrieb'. Frauen beginnen, sich auffallend zu kleiden, künstliche Frisuren zu tragen, sich flott zu benehmen, zweideutige Reden zu führen, Bälle zu besuchen, zu tändeln, wahllos Liebesverhältnisse anzuknüpfen, schlüpfrige Romane zu lesen. Ein junges Mädchen versetzte ihre Kleider, um sich einen Maskenanzug beschaffen und mit einem fremden Herren auf den Ball gehen zu können; eine Frau machte sich an den Genitalien ihres 16jährigen Sohnes zu schaffen, schlug den im Bette liegenden Gesellen die Decke zurück. Eine andere Kranke erließ in diesem Zustande regelmäßig Heiratsgesuche, die schließlich den Erfolg hatten, daß sie unter Beihilfe eines Vermittlers tatsächlich mit einem wenig vertrauenswürdigen Menschen die Ehe einging. Eine verheiratete Dame faßte in jedem manischen Anfalle eine heiße Leidenschaft zu irgendeiner männlichen Person ihrer Umgebung, zuletzt zu einem 30 Jahre jün-

geren, in jeder Beziehung weit unter ihr stehenden Menschen, und überschüttete diese Geliebten trotz deren ablehnender Haltung mit den glühendsten Liebeswerbungen. Eine andere begann einen Lehrer mit überschwänglichen Versen anzudichten; ein Dienstmädchen belästigte einen Hauptmann mit zahlreichen Liebesbriefen, die sie mit ‚ihre Braut' unterzeichnete, und suchte auf alle Weise zu ihm zu dringen. Unbegreifliche Verlobungen, auch Schwängerungen, sind in diesen Zuständen nicht selten; ich kenne Fälle, in denen sich das Einsetzen der Erregung mehrfach durch eine plötzliche Verlobung ankündigte; ‚jedes Kind hat einen anderen Vater', erklärte eine Kranke. Aus diesem Treiben entwickeln sich natürlich ernstliche eheliche Zwistigkeiten. Eine Frau erklärte, sie wolle Ehebruch treiben, um von ihrem Manne geschieden zu werden. Andere werden eifersüchtig, behaupten, der Mann gebe sich mit zahllosen Frauenzimmern ab, wolle sie deswegen in die Irrenanstalt sperren.

Alle seine auffallenden und unsinnigen Handlungen weiß der Kranke mit außerordentlicher Spitzfindigkeit zu begründen; um einen Entschuldigungs- und Erklärungsgrund ist er nie in Verlegenheit. Die Bemühungen seiner Angehörigen, ihn zu beruhigen, erweisen sich daher nicht nur als erfolglos, sondern sie reizen ihn nur und führen leicht zu heftigen Zornausbrüchen. In der Anstalt drängt der Kranke meist vom ersten Tage an auf Entlassung, führt seine Heftigkeit ausschließlich auf die ungerechte Freiheitsberaubung zurück, erklärt die Ärzte kurzerhand für ‚verrückt', hält ihnen ihre Unfähigkeit vor und verlangt, von anderen Autoritäten untersucht zu werden. Einer meiner Kranken wußte seine Frau dahin zu bringen, daß sie ihm gegen meinen Rat die Übersiedlung in eine andere Anstalt zugestand. Auf der ganz kurzen Reise übernahm er jedoch selbst die Führung, fuhr seiner Frau davon und begab sich nach Berlin, um sich von einem Arzte untersuchen zu lassen, der sich in der Gesunderklärung Geisteskranker einen gewissen Ruf erworben hatte.

Die Ausdrucksbewegungen der Kranken sind in der Regel lebhaft und leidenschaftlich. Sie sprechen viel, hastig, laut, mit großem Wortschwall, weitschweifig, abspringend, in gesuchten, hochtrabenden Wendungen, mit besonderer Betonung, von sich selbst oft in der dritten Person, um sich in das rechte Licht zu setzen. Witzeleien, Wortspiele, Kraftausdrücke, Zitate, fremdsprachige Einschiebsel spielen eine große Rolle; dazwischen kommt es gelegentlich zu heftigem Schimpfen und Fluchen oder zu gerührtem Weinen. Die Schrift zeigt große, anspruchsvolle Züge, viele Ausrufungs- und Fragezeichen, Unterstreichungen neben Flüchtigkeiten in der äußeren Form. Manche Kranke verfassen ideenflüchtige, gereizte, überschwängliche oder humoristische Schriften, in denen sie ihre Familienangelegenheiten auskramen, Gesundheitserklärungen erbitten und den Schutz der öffentlichen Meinung anrufen.

Die Mannigfaltigkeit dieses Krankheitsbildes im einzelnen ist trotz aller gemeinsamen Züge eine sehr große. Je leichter der eigentliche Krankheitsvorgang den Menschen berührt, desto mehr muß ja seine persönliche Eigenart in der Gestaltung der Krankheitserscheinungen mit zur Geltung kommen. Namentlich in der Art und Heftigkeit der gemütlichen Regungen machen sich die Verschiedenheiten bemerkbar. Während manche Kranke in dieser Zeit liebenswürdig, gutmütig, lenksam, umgänglich sind und höchstens durch ihre Ruhelosigkeit für die Umgebung störend werden, sind andere wegen ihrer Reizbarkeit, ihrer Herrschsucht und ihres rücksichtslosen Tatendranges außerordentlich schwierig und unangenehm. Gerade die

Mischung von Besonnenheit mit tobsüchtigem Handeln, vielfach auch eine große Anstaltserfahrung macht sie überaus erfinderisch in Mitteln, ihre zahlreichen Gelüste zu befriedigen, die Umgebung zu hintergehen, sich allerlei Vorteile zu verschaffen, fremdes Eigentum in ihren Besitz zu bringen. Ihre Mitkranken pflegen sie bald vollständig zu beherrschen, sie auszubeuten, dem Arzte in Kunstausdrücken über sie zu berichten, sie zu bevormunden und in Schach zu halten." (Zitat Ende.)

1.2.2.2 Die schweren manischen Zustände (nach KRAEPELIN)

Zwischen den leichteren und schweren Formen der Manie („Tobsucht") sieht KRAEPELIN fließende Übergänge. Als Prodromi der oft recht plötzlich einsetzenden schweren Krankheitszustände nennt er u. a. Kopfschmerzen, Reizbarkeit und Schlaflosigkeit. Sehr häufig bildet auch ein ausgeprägter Depressionszustand die Einleitung.

Unruhe, zusammenhangloses Reden und grob auffälliges Verhalten führen meist rasch zur stationären Aufnahme, wo die Kranken als „besonnen und annähernd orientiert, aber außerordentlich ablenkbar" imponieren. Ideenflucht ist mehr oder weniger stark entwickelt und kann die Verständigung erschweren oder gänzlich unmöglich machen. Die Kranken berichten gelegentlich über Sinnestäuschungen; flüchtige Wahnvorstellungen werden „meist in scherzhafter Weise vorgebracht". Es besteht erhebliche Stimmungslabilität, wobei eine ausgelassene und überschwängliche Stimmung leicht in Zorn und Gereiztheit, aber auch in Wehklagen und Weinen umschlagen kann. Bei den geringsten Anlässen kommt es zu heftigen Wutausbrüchen, Schimpftiraden und Drohungen, Zerstörungswut und unter Umständen zu gefährlichen Angriffen. Sexuelle Enthemmung kommt in allen Spielarten vor; KRAEPELIN beobachtet beispielsweise homosexuelle Verhaltensweisen bei Manikern, die im gesunden Zustand heterosexuell waren.

Während manche Patienten Andeutungen von Befehlsautomatie zeigen, befolgen andere keine Aufforderungen bzw. handeln absichtlich verkehrt. Es besteht eine ausgesprochene Bewegungsunruhe, meist im Sinne verstümmelter, sich überstürzender und äußerst lebhafter Ausdrucksbewegungen. Nicht selten werden Harn- und Stuhlinkontinenz und Schmieren mit den Entleerungen beobachtet.

Charakteristisch ist der Redeschwall; die Äußerungen können bei stärkerer Erregung ganz zusammenhanglos erscheinen, wobei dann Gedankeninhalte überhaupt nicht mehr auszumachen sind und beispielsweise Klangassoziationen das Bild beherrschen. Die schon genannten Sinnestäuschungen und Wahnvorstellungen „können eine an die paranoiden Erkrankungen erinnernde Ausbildung" erfahren, mit häufig religiös gefärbten Inhalten. Öfter treten dieselben Ideen bei neuen Krankheitsphasen in unveränderter Gestalt wieder auf.

Das Bewußtsein der Kranken scheint in der Regel leicht getrübt zu sein; Vorgänge in der Umgebung werden mangelhaft und unvollkommen aufgefaßt, zeitliche Desorientiertheit und Personenverkennungen kommen vor.

„In einer weiteren, nicht sehr großen Gruppe von Fällen verläuft der manische Anfall unter dem Bilde eines *delirösen Zustandes* mit tiefer, traumhafter Bewußtseinstrübung und abenteuerlichen, verworrenen Sinnestäuschungen und Wahnvorstellungen. Der Anfall beginnt gewöhnlich ganz plötzlich; nur Schlaflosigkeit,

Unruhe oder ängstliche Verstimmung kann sich schon 1 bis 2 Tage, seltener einige Wochen vorher bemerkbar machen. Das Bewußtsein trübt sich rasch; die Kranken werden schwer benommen, verwirrt, ratlos und verlieren vollständig die zeitliche und örtliche Orientierung. Alles erscheint ihnen verändert . . . Zugleich treten zahlreiche Sinnestäuschungen auf."

„Die *Stimmung* ist während dieses Deliriums sehr wechselnd, bald ängstlich verzweifelt (‚Todesgedanken‘), weinerlich schreckhaft, verstört, bald ausgelassen heiter, erotisch oder verzückt, bald gereizt oder teilnahmslos und gleichgültig. Im Anfange bieten die Kranken vielfach die Zeichen sinnloser Tobsucht dar, tanzen herum, führen absonderliche Bewegungen aus, schütteln den Kopf, werfen die Bettstücke durcheinander, zerstören, lassen unter sich gehen, schmieren, machen triebartige Selbstmordversuche, entkleiden sich. Eine Kranke wurde völlig nackt in einem öffentlichen Parke aufgegriffen; eine andere lief halbbekleidet auf den Korridor und dann auf die Straße, in einer Hand einen Revolver, in der anderen ein Kruzifix.

Um die Umgebung kümmern sich die Kranken gar nicht; sie hören nicht zu, geben keine Auskunft, befolgen keine Aufforderungen, widerstreben, schlagen zu. Ihre sprachlichen Äußerungen wechseln zwischen unartikulierten Lauten, Beten, Schimpfen, Flehen, stammelnden, zusammenhanglosen Reden, in denen sich Klanganknüpfungen, sinnlose Reimereien, Ablenkung durch äußere Eindrücke, Haften an einzelnen Wendungen erkennen lassen. Andere Kranke zeigen nur eine leichte Unruhe, flüstern ideenflüchtig vor sich hin, blicken auf Anreden erstaunt und verständnislos auf, befolgen einfache Aufforderungen, geben beziehungslose Antworten, lächeln, weinen, schmiegen sich an, stimmen plötzlich ein Lied an, schreien auf. Eine Kranke rief unvermittelt aus: ‚Ich bin die Gerechtigkeit; rührt mich nicht an; ich bin allwissend; weg von mir!' Häufig ist wächserne Biegsamkeit, Echolalie oder Echopraxie nachzuweisen." (Ende Zitat, S. 1256)

1.2.2.3 Mischzustände nach KRAEPELIN

Mischzustände werden KRAEPELIN zufolge „ungemein häufig" im Verlaufe manisch-depressiver Krankheitsbilder beobachtet, sowohl als Charakteristikum definierter Krankheitsphasen als auch vorübergehend in den „Übergangszeiten" (beispielsweise beim Abklingen einer Phase). Offenbar sind sie Ausdruck der Tatsache, daß die einzelnen Komponenten manischer Syndrome unabhängig voneinander Kombinationen mit depressiven Teilstörungen eingehen können. Angesichts der theoretisch zu fordernden und auch klinisch beobachtbaren vielfältigen Kombinationsmöglichkeiten, beschränkt sich KRAEPELIN der Übersichtlichkeit halber auf Störungen wesentlicher am Krankheitsprozeß beteiligter psychischer „Subsysteme", nämlich die Störungen des Gedankenganges, der Stimmung und des Wollens.

Tritt beispielsweise im manischen Kernsyndrom anstelle der heiteren eine depressive Verstimmung mit Ideenflucht und Betätigungsdrang zusammen, so entsteht das scheinbare Paradoxon einer *„depressiven"* oder *„ängstlichen"* Manie.
Wird hingegen im letztgenannten Zustandsbild die Ideenflucht durch Denkhemmung ersetzt, resultiert eine *„erregte"* Depression. Schlägt bei dieser Ausgangsbasis

die depressive wieder in heitere Verstimmung um, hätte man es mit einem manischen Zustand ohne Ideenflucht, einer *"unproduktiven, gedankenarmen" Manie* zu tun, einem klinischen Zustandsbild, bei dem die Patienten unter Umständen einen geradezu „schwachsinnigen" Eindruck erwecken.
Tritt bei einer „schulmäßigen" Depression mit Denkhemmung, trauriger Verstimmung und Entschlußunfähigkeit an die Stelle der traurigen die heitere Verstimmung, so entsteht ein *„manischer Stupor"*; davon grenzt KRAEPELIN noch die *„gehemmte Manie"* ab (in leichtester Ausprägung als „verschämte Manie"), wobei sich Ideenflucht mit heiterer Stimmung bei psychomotorischer Hemmung verbindet.
Im Zusammenhang mit den Mischformen weist KRAEPELIN übrigens darauf hin, „daß auch in den reinen Bildern der Manie und der Depression das Verhältnis der Teilstörungen zueinander innerhalb weiter Grenzen wechseln kann. Die Willenshemmung kann ungemein stark sein, während die Verstimmung verhältnismäßig wenig ausgesprochen ist, und umgekehrt; manische Kranke können sehr ideenflüchtig, aber dabei wenig erregt sein, stark gehobene Stimmung bei geringer Ablenkbarkeit aufweisen usw." (Zitat Ende, S. 1288)
Daß die oben angenommenen Gegensatzpaare „nur für die allgemeine Gruppierung der Zustände Gültigkeit haben, im einzelnen aber vielfach nicht ausreichen", zeigt KRAEPELIN am Beispiel eines Zustandes simultaner Denkhemmung und Ideenflucht: „Die Kranken zeigen große geistige Schwerfälligkeit, zugleich aber Abspringen des Gedankenganges und Neigung zu sprachlichen Klanganknüpfungen. Daraus geht hervor, daß Denkhemmung und Ideenflucht keineswegs derartige Gegensätze sind, wie es nach der gewöhnlichen klinischen Erfahrung scheinen könnte."
Als weitere Beispiele der Integration scheinbarer Gegensätze in Teilbereichen des Seelenlebens führt KRAEPELIN noch den bei manchen Kranken beobachtbaren „Galgenhumor", zusammengesetzt aus Verzweiflung und belustigter Selbstverspottung, an, sowie die zornige Gereiztheit als eine Mischung von gesteigertem Selbstgefühl mit Unluststimmungen. In leichterer Form soll diese Stimmungsmischung für die *nörgelnden* Formen der *Manie*, in stärkerer Ausprägung für die *„zornige Manie"* charakteristisch sein.
Schließlich sollte noch erwähnt werden, daß das heutzutage teilweise als differentialdiagnostisches Kriterium verwendete Phänomen des stimmungsinkongruenten Wahns (Widerspruch zwischen Inhalt der Wahnideen und Färbung der Stimmung) für KRAEPELIN eine „häufige Erfahrung" darstellt und keineswegs den Rahmen seines Krankheitskonzeptes zu sprengen scheint, vielmehr ein weiteres Beispiel der besonders krankheitstypischen Mischzustände darstellt.

1.2.2.4 Grundzustände bzw. manische Veranlagung (nach KRAEPELIN)

Wie weiter oben bereits angedeutet, sieht KRAEPELIN die akuten Krankheitsphasen des manisch-depressiven Irreseins aus einem krankhaften Dauerzustand erwachsen, der auch im Intervall fortbesteht. Das Krankheitsbild hat also eine „allgemeine psychopathische Grundlage" und auch außerhalb der eigentlichen Krankheitsphasen lassen sich bei den Kranken Störungen und Eigentümlichkeiten beobachten, die offenbar „Verdünnungen" und „leisen Andeutungen" der oben geschilderten Palette von Krankheitssymptomen entsprechen und die dem nicht sachverständigen Beobachter, der ja häufig schon den Krankheitswert hypomanischer Zustände verkennt, nur allzu leicht entgehen. Aus der Sicht KRAEPELINs „erscheinen die ausgebildeten Krankheitsanfälle bisweilen geradezu nur als eine Steigerung der schon das ganze frühere Leben begleitenden Störungen; seltener treten sie zu ihnen in vollkommenen Gegensatz." (S. 1303)

Im einzelnen unterscheidet KRAEPELIN die Veranlagungen oder Vorstufen des manisch-depressiven Irreseins, die häufig auch als einfache, persönliche Eigentümlichkeiten bei nicht manifest erkrankenden Blutsverwandten manisch-depressiver Patienten gefunden werden, wie folgt: die *depressive Veranlagung* („konstitutionelle Verstimmung"), die *manische Veranlagung* („konstitutionelle Erregung"), die *reizbare Veranlagung* und schließlich noch die Fälle mit häufigem und unvermitteltem Wechsel von Verstimmung und Erregung: *zyklothyme Veranlagung*.

Die *manische Veranlagung* hat phänomenologisch dabei große Ähnlichkeit mit den bereits geschilderten leichten hypomanischen Zuständen, nur ist die Erregung schwächer als bei diesen ausgeprägt und hat nicht den Charakter abgegrenzter „Anfälle", sondern ist eine dauernde persönliche Eigentümlichkeit. Eine interessante Variante wird als „progressive manische Konstitution" beschrieben: bei diesen Fällen steigerte sich eine „manische Veranlagung" gegen das 50. Lebensjahr zu einer ausgesprochenen Hypomanie.

Die leichtesten, noch im Bereich des Gesunden liegenden Formen der „manischen Veranlagung" werden von KRAEPELIN mit der „sanguinischen Gemütsart" in Zusammenhang gebracht: es handle sich dabei um „glänzend, aber ungleichmäßig begabte Persönlichkeiten mit künstlerischen Neigungen", die andererseits auffallen durch „eine gewisse Ruhelosigkeit, Redseligkeit, Sprunghaftigkeit in der Unterhaltung, übermäßige gesellige Bedürfnisse, Launenhaftigkeit und Bestimmbarkeit, Mangel an Zuverlässigkeit, an Stetigkeit und Ausdauer bei der Arbeit, Neigung zu Luftschlössern und Plänemacherei, gelegentlich ungewöhnliche Handlungen". (Zitat Ende, S. 1316)

1.3 Phänomenologie und nosologischer Stellenwert manischer Syndrome in LEONHARDs Einteilung der affektiven Psychosen

LEONHARD stellt KRAEPELINs „Zweiteilungsprinzip" (manisch-depressives Irresein und dementia praecox) folgende Aufteilung der endogenen Psychosen gegenüber: 1. monopolare phasische Psychosen, 2. manisch-depressive Krankheit, 3. zykloide Psychosen, 4. unsystematische Schizophrenien, 5. systematische Schizophrenien.

Der Stellenwert manischer Phänomene in dieser komplexen Systematik – es werden ja in den einzelnen Gruppen noch weitere Untergliederungen vorgenommen – läßt sich am ehesten veranschaulichen, wenn man von LEONHARDs nosologischen Basisannahmen ausgeht:

Die Dreiteilung im Bereich der affektiven Psychosen resultiert aus der Gegenüberstellung *reiner* (monopolarer) und *vielgestaltiger* (bipolarer) Krankheitsbilder, eine Abgrenzung, die KRAEPELIN bei alleiniger Berücksichtigung von Phänomenologie und Verlauf, ausdrücklich für nicht durchführbar hielt. LEONHARDs durch statistische und erbbiologische Untersuchungen abgesicherte Gegenposition hat inzwischen jedoch, zumindest was die „monopolare Depression" betrifft, weltweit Anerkennung gefunden. LEONHARDs weitere Untergliederung der monopolaren phasischen Psychosen, nämlich in *reine Melancholie* und *reine Depressionen* auf der einen Seite und *reine Manie* und *reine Euphorien* auf der anderen Seite ist hingegen weitgehend unbekannt geblieben; lediglich die Existenz einer „monopolaren Manie", des Gegenpols der „monopolaren Depression" wurde gelegentlich und dann in der Regel mit einer ablehnenden Stellungnahme erörtert.

Durch LEONHARDs Dreiteilung der affektiven Psychosen wird KRAEPELINs quasi alle affektiven Psychosen umfassendes Krankheitskonzept, nämlich das „manisch-depressive Irresein", in das wesentlich engere Konzept der „manisch-depressiven Krankheit" (LEONHARDs) transformiert, da ja eine Reihe von *vielgestaltigen*, bipolaren Psychosen – eben die „zykloiden Psychosen" – sowie eine Reihe von *reinen*, monopolaren phasischen Psychosen (siehe oben) ausgegrenzt werden.

Die differentialdiagnostische Abgrenzung der bipolaren „manisch-depressiven Krankheit" LEONHARDs hat also – anders als bei KRAEPELINs "manisch-depressivem Irresein" – weniger gegenüber den Schizophrenien zu erfolgen, als gegenüber den anderen bipolaren (zykloiden) und den monopolaren affektiven Psychosen.

Damit wird natürlich auch die Differentialdiagnose manischer Zustandsbilder, die bei KRAEPELIN keine nennenswerte Rolle spielt, schwieriger: Handelt es sich bei einem gegebenem manischen „Querschnittsbild" um eine „reine Manie", eine der verschiedenen „reinen Euphorien", einen Teilaspekt der „zykloiden Psychosen" oder einer „manisch-depressiven Krankheit"?

Wie stellt sich nun die Phänomenologie manischer Syndrome aus LEONHARDs Sicht dar, und welche Schlüsse kann man für die nosologische Zuordnung innerhalb seines Systems bei verschieden akzentuierten Krankheitsbildern ziehen?

1.3.1 Das *Manische Grundsyndrom* (nach LEONHARD, S. 6)

Es besteht laut LEONHARD „bekanntlich in Euphorie, die leicht in Gereiztheit übergeht, gehobenem Selbstbewußtsein, Ideenflucht, Rededrang, Vielgeschäftigkeit". Es stellt das „notwendige Erscheinungsbild" der „reinen Manie" dar, während es im Rahmen der „manisch-depressiven Krankheit" nur ausnahmsweise rein vorhanden ist.

Aus dem Gesagten läßt sich bereits folgern, daß das „manische Grundsyndrom" als alleiniges Charakteristikum des „Querschnittsbildes" einer affektiven Psychose sehr selten sein muß, da es selten „rein" im Rahmen der „manisch-depressiven Krankheit" auftritt und im übrigen der „reinen Manie" als monopolarer Krankheit auch nach LEONHARD Seltenheitswert zukommt. Bei einem zu engen und restriktiven Manieverständnis kann man leicht zu der Folgerung kommen, daß „Manie" überhaupt zurecht ins Raritätenkabinett der Psychiatrie gehört. Ein daran anknüpfender Fehlschluß führt oft dazu, eine nicht „stilreine" manische Symptomatik als irrelevantes und für die nosologische Zuordnung zu vernachlässigendes Moment eines „Querschnittbildes" zu betrachten. Diese Sichtweise führt beispielsweise bei gleichzeitigem Vorliegen „schizophrenieverdächtiger" Symptome leicht zu der

Konsequenz, daß man den affektiven Anteil am Krankheitsbild unterbewertet und sich in diagnostischer Hinsicht zur Annahme einer „schizoaffektiven Psychose" oder gar einer Schizophrenie genötigt fühlt.

1.3.2 *Reine Manie* (nach LEONHARD, S. 28 ff)

Die seltene „reine Manie", das Gegenstück von LEONHARDs „reiner Melancholie" ist durch das oben beschriebene „manische Grundsyndrom" gekennzeichnet. Per definitionem zeigt diese monopolare Erkrankung „wie lange sie auch dauern mag und wie oft sie auch kommen mag, nie einen depressiven Zug" und auch bei den Blutsverwandten der Kranken deuten manische Temperamente auf die „manische Anlage" hin. Verstimmungen nach Abklingen einer manischen Phase werden von LEONHARD als reaktiv gedeutet und keineswegs im Sinne einer „depressiven Nachschwankung". Chronischer Verlauf – manchmal nur in Form von Hypomanien – findet sich häufiger bei der „reinen Manie" als bei der „manisch-depressiven Krankheit".

Wie bei der „reinen Melancholie" beschränkt sich die Symptomatik der „reinen Manie" nicht auf die Affektivität; vielmehr ist auch das Denken und Wollen gestört, anders als bei den „reinen Depressionen" und „reinen Euphorien" LEONHARDs, in denen immer nur „eine bestimmte Schicht der Gefühlsseite" erkrankt, während andere Subsysteme der Psyche unbeteiligt sind.

Die Gereiztheit des rein (monopolar) manisch erkrankten Patienten hat den Charakter einer Augenblicksreaktion, an Situationen gebunden, wenn der Patient auf Widerstand oder Widerspruch stößt, um rasch wieder der gehobenen Grundstimmung Platz zu machen. Im Gegensatz dazu geht die gehobene Stimmung bei manischen Zuständen im Rahmen der „manisch-depressiven Krankheit" (bipolar!) häufig in eine kontinuierliche Gereiztheit als wesentliches Charakteristikum der Grundstimmung über. LEONHARD ist sich mit KRAEPELIN darin einig, daß eine derartige Gereiztheit als wesentlicher Bestandteil der Grundstimmung einen depressiven Anteil enthält (und insofern mit der Diagnose einer monopolaren „reinen Manie" inkompatibel ist).

Die wesentlichen Charakteristika der „reinen Manie" seien noch einmal wie folgt zusammengefaßt: Ideenflucht; Ablenkbarkeit durch äußere Eindrücke; psychomotorische Erregung, die sich im Reichtum an Ausdrucksbewegungen, in Beschäftigungsunruhe und Vielgeschäftigkeit äußert; Rededrang. Weiter finden sich Kurzschlüssigkeit im Schmieden von Plänen und in deren Ausführung; Gefühl der Leistungsstärke (auch sexuelle Sphäre!) und gehobenes Selbstbewußtsein. Charakteristisch sind wechselnde Größenideen. Flüchtige Beglückungsideen und flüchtige Konfabulationen kommen vor. Auch hypochondrische Ideen können trotz eindeutig euphorischer Stimmungslage angedeutet sein (ähnlich wie bei der noch zu schildernden hypochondrischen Euphorie LEONHARDs).

Die „reinen Manien" erscheinen häufig milder als die manischen Zustände im Rahmen der „manisch-depressiven Erkrankung" weil Übersteigerungen der Erregung bis zu Verworrenheit, Hyperkinese und Delir nicht vorkommen. Die Krankheit ist selten, aber immerhin noch häufiger als die unten beschriebenen „reinen Euphorien". LEONHARD kommt in seinem Krankengut von insgesamt über tausend Fällen affektiver Erkrankungen auf weniger als zwanzig Fälle mit „reiner Manie".

1.3.3 Die „reinen Euphorien" (nach LEONHARD, S. 62 ff)

Abweichend vom gegenwärtigen wissenschaftlichen Sprachgebrauch kennzeichnet der Begriff „Euphorie" bei LEONHARD eine gehobene Stimmungslage. Die verschiedenen „reinen Euphorien" stellen für ihn charakteristische Varianten gehobener Stimmungslage ohne Mitbeteiligung anderer psychischer Subsysteme (z. B. Denken, Wollen) dar.

Um Mißverständnissen vorzubeugen, wird zunächst jedoch der gegenwärtige wissenschaftliche Sprachgebrauch für den Begriff „Euphorie" umrissen: Nach PETERS (1984) bezeichnet „Euphorie" eine heitere Stimmung in Form von Sorglosigkeit, Optimismus und subjektivem Wohlbefinden, die krankhaft ist und (nach objektivem Urteil) nicht dem Zustand entspricht. Euphorie findet sich bei seniler Demenz (insbesondere Presbyophrenie), multipler Sklerose und vielen organischen Hirnprozessen, bei Tuberkulose und Intoxikationen (Alkohol, Morphin u. a.). Das Auftreten von Euphorie ist vielfach die Ursache süchtiger Verhaltensweisen. – Abweichend von diesem Sprachgebrauch werden teilweise umgangssprachlich alle Zustände subjektiven Wohlbefindens bei Gesunden ebenso wie die gehobene Stimmung der Maniker als Euphorie bezeichnet. Der gleiche weitere Begriff der Euphorie findet sich auch in der älteren psychiatrischen (insbesondere der französischen) Literatur. (Zitat Ende, S. 186)

LEONHARD stellt die (monopolaren) *reinen Euphorien* als „gegenpolig" seinen *reinen Depressionen* gegenüber. Die sehr seltenen „reinen Euphorien" werden in ihrem jeweiligen, sehr charakteristischen Erscheinungsbild noch seltener von den vielgestaltigen Psychosen „imitiert" als dies bei den „reinen Depressionen" der Fall ist.

LEONHARD kommt zu folgender Untergliederung der *reinen Euphorien*: 1. Unproduktive Euphorie, 2. Hypochondrische Euphorie, 3. Schwärmerische Euphorie, 4. Konfabulatorische Euphorie, 5. Teilnahmsarme Euphorie.

Trotz ihrer Seltenheit kommt diesen Formen – jedenfalls innerhalb von LEONHARDs Systematik – eine theoretische und auch eine gewisse differentialdiagnostische Bedeutung zu. Da sich alle diese Formen per definitionem durch eine gehobene Stimmung auszeichnen und damit eine Teilbedingung manischer Syndrome erfüllen, seien sie an dieser Stelle kurz angeführt:

1. *unproduktive Euphorie:* motivloses Glücksgefühl; spärliche stimmungskongruente Ideen ohne größere Wertigkeit für den Kranken; wenig Betätigungsdrang.
2. *hypochondrische Euphorie:* recht paradox anmutende Verbindung von Mißempfindungen mannigfacher Art mit einer gehobenen Stimmungslage. Bei chronischem Verlauf können die Klagen einen querulatorischen Ton bekommen, die euphorische Grundstimmung bleibt aber erhalten.
3. *schwärmerische Euphorie:* Das Glücksgefühl ist gebunden an Ideen, die gleichzeitig eine Selbsterhöhung und eine Beglückung anderer zum Inhalt haben; bei Ablenkung von den Ideen sinkt der Affekt ab.
4. *konfabulatorische Euphorie:* phantastische Erzählungen bei gehobener Stimmungslage. Teils Erinnerungstäuschungen, teils phantastische Einfälle. In ihrer lebhaften Art erinnern die Kranken an Manische.
5. *Teilnahmsarme Euphorie:* Subjektiv empfundene und auch objektiv erkennbare Gefühls- und Willensabschwächung bei euphorischer Stimmungslage.

1.3.4 Manische Zustände im Rahmen von LEONHARDs „Manisch-depressiver Krankheit" (S. 6 ff)

Zunächst ist festzuhalten, daß dieses *vielgestaltige* (bipolare) Krankheitsbild über bestimmte Verlaufsstrecken gelegentlich das „manische Grundsyndrom" imitieren kann, also den Eindruck einer reinen, monopolaren Form erweckt. Der weitere Verlauf wird dann aber bald darüber belehren, daß es sich um eine vielgestaltige Krankheitsform handelt.
Die bei der Schilderung von KRAEPELINs „manisch-depressivem Irresein" beschriebenen *Mischzustände* („Manischer Stupor" etc.) werden auch von LEONHARD beschrieben und analog interpretiert.
Häufiger seien aber – bei Fehlen wesentlicher Einzelsymptome des „Grundsyndroms" – sog. manische (oder melancholische) *Teilzustände*: Eine Manie kann sich beispielsweise in euphorischer Stimmung erschöpfen, indem Ideenflucht und Vielgeschäftigkeit fehlen („unproduktive Manie"). Fehlt nur die Vielgeschäftigkeit, entwickeln die Kranken auf Anregung noch einen ideenflüchtigen Rededrang, lassen aber Bewegungsunruhe im übrigen vermissen.
Wichtige weitere *Atypien* der „manisch-depressiven Krankheit" entstehen dadurch, daß „das Krankheitsgeschehen den üblichen Rahmen überschreitet und Symptome erzeugt, wie sie sonst den zykloiden, d. h. ebenfalls bipolaren Krankheitsformen eigen sind. Am bekanntesten ist die *verworrene Manie*, bei der die Denkstörung den Charakter hat, der sonst der Verwirrtheitspsychose eigen ist. Eine Bewußtseinsstörung braucht dabei nicht zu bestehen. Bei *hyperkinetischen* Erscheinungen treten Züge der Motilitätspsychose, bei *ekstatischen* Erscheinungen Züge der Glückspsychose zum sonst manischen Bild hinzu". (Zitat Ende, S. 7)
Das Bild der *verworrenen Manie* läßt sich noch wie folgt näher charakterisieren: Die Verworrenheit wird durch die Inkohärenz des Gedankenganges bedingt, die hier als höchster Grad der Ideenflucht aufzufassen ist. Anstelle anhaltender euphorischer Stimmung besteht ausgeprägte Stimmungs*labilität* (plötzliches Umschlagen der Stimmung, auch depressive Modalitäten). Sinnestäuschungen und Bewußtseinstrübungen kommen vor. LEONHARD sieht darin eine Übersteigerung der Krankheitsvorgänge, die „endotoxische Grade" erreicht.
Paranoide und *querulatorisch* gefärbte Manien lassen sich nicht allein aus einer gereizten Stimmung herleiten. Möglicherweise wird eine prämorbide „paranoide Wesensart" nur während der aktuellen Erkrankung akzentuiert. Andererseits können die genannten „Mischzustände" an der Entstehung beteiligt sein. Bei festen Wahnideen muß nach LEONHARD jedenfalls „etwas weiteres hinzukommen, da diese der manischen Beweglichkeit doch deutlich entgegenlaufen!" (S. 14)
Übereinstimmend mit KRAEPELIN stellt LEONHARD im übrigen fest, daß *hypomanische*, *hypomelancholische* und *zyklothyme* Temperamente „als eine Art Verdünnung der Manie, Melancholie und des manisch-depressiven Mischzustandes in den Familien der Kranken häufig sind". (S. 20)

1.3.5 Manieähnliche Zustände im Rahmen von LEONHARDs *zykloiden Psychosen* (S. 77 ff)

Die Bipolarität der *drei* Formen zykloider Psychosen kommt bereits in der Namengebung zum Ausdruck: LEONHARD unterscheidet die *Angst-Glücks-Psychose*, die *erregt-gehemmte Verwirrtheitspsychose* und die *hyperkinetisch-akinetische Motilitätspsychose*.
Die Abgrenzung dieser Psychosen von der „manisch-depressiven Krankheit" stellt den wohl wichtigsten Teilaspekt der LEONHARDschen Systematik dar.
Zur „manisch-depressiven Krankheit" auf der einen Seite und zu LEONHARDs „unsystematischen Schizophrenien" auf der anderen Seite haben die zykloiden Psychosen Beziehungen, wenn auch völlig verschiedener Art:
Die innere Verwandtschaft mit der „manisch-depressiven Krankheit" kommt einerseits in der Vielgestaltigkeit bzw. Bipolarität zum Ausdruck, zum anderen darin, daß die „manisch-depressive Krankheit" in ihrer Symptomgestaltung sozusagen in den Bereich der zykloiden Psychosen übergreifen kann, schließlich in der gemeinsamen Prognose mit völliger Ausheilung der Phasen.
Verglichen mit den „unsystematischen Schizophrenien" bestehen Ähnlichkeiten, ohne daß eine tiefergehende Verwandtschaft der Krankheitsprozesse anzunehmen wäre (was nicht zuletzt in der völlig verschiedenen Prognose zum Ausdruck kommt). Die – phänomenologisch gesehen – „bösartigen Verwandten" der zykloiden Psychosen sind die drei „unsystematischen Schizophrenien" LEONHARDs: Affektive Paraphrenie, Kataphasie, periodische Katatonie.
Manische bzw. maniforme Symptome können jeweils bei einer „Polarität" der zykloiden Psychosen auftreten, nämlich bei der Glückspsychose, der erregten Form der Verwirrtheitspsychose und der hyperkinetischen Form der Motilitätspsychose.
Aus der Namengebung wird ersichtlich, daß bei der Glückspsychose die gehobene Stimmung Anlaß zu Verwechslungen mit manischer Euphorie geben kann, während bei der Motilitätspsychose die Hyperkinese Ähnlichkeiten mit der gesteigerten Psychomotorik des Manikers aufweist, die Erregung der Verwirrtheitspsychose dagegen von der maniformen Erregung abzugrenzen wäre.
Daß sich ähnliche Anklänge an Teilaspekte manischer und maniformer Krankheitsbilder auch bei den genannten „unsystematischen Schizophrenien" LEONHARDs ergeben können, hat weitreichende Konsequenzen für die Diagnose und Differentialdiagnose manischer/maniformer Syndrome überhaupt und soll im zweiten Teil dieser Arbeit ausführlich erörtert werden. Zunächst sollen aber die nationalen und internationalen Differenzen im Maniekonzept zur Sprache kommen.

1.4 Nationale und internationale Differenzen im Maniekonzept

1.4.1 Die weitere Entwicklung des „Maniekonzeptes" innerhalb der deutschen Psychiatrie

Entwicklungslinien der deutschen Psychiatrie hinsichtlich verschiedener Maniekonzepte wurden von KOEHLER und SASS (1981) in einer Übersichtsarbeit aufgezeigt. Den Ausgangspunkt stellt KRAEPELINs Manieverständnis dar: Die verwir-

rende Vielfalt manischer Syndromgestaltungen findet bei KRAEPELIN ihren nosologischen Ort in einem extrem weitgesteckten Krankheitskonzept des „manisch-depressiven Irreseins", für das er im Bereich endogener affektiver Psychosen einen „Alleinvertretungsanspruch" reklamiert. Die Bemühungen, in diesem Bereich weitere nosologische Einteilungen vorzunehmen, entmutigt KRAEPELIN in seinen Schriften wiederholt und hält sie für fruchtlos. Erregte, maniforme Ausgestaltungen einer „dementia praecox" sind auch KRAEPELIN geläufig; ansonsten lassen sich differentialdiagnostische Probleme in Bezug auf Manie bei KRAEPELIN sozusagen in ein paar Sätzen abhandeln: „Am wenigsten Anlaß zu Fehldiagnosen geben im allgemeinen die manischen Zustände. Abgesehen von den paralytischen und katatonischen Erregungszuständen, kommt wesentlich nur die Verwechselung mit Hirnlues in Betracht, bei der, wenn auch nicht gerade häufig, Zustandsbilder beobachtet werden, die mit manischen sehr große Ähnlichkeit zeigen." (KRAEPELIN, 1913, S. 1387) KRAEPELIN sieht im übrigen durch Symptome wie Stimmungslabilität, Stupor, Tobsucht, katatone Erscheinungen, oneiroide Züge, Wahnideen (auch stimmungsinkongruente!) und Halluzinationen die Diagnose einer seinem Krankheitskonzept zugehörigen Manie keineswegs in Frage gestellt; anders ausgedrückt: sog. „schizophrenieähnliche" Züge im Verlaufe manischer Erkrankungen lassen bei KRAEPELIN noch keine Zweifel am Vorliegen einer affektiven Erkrankung aufkommen. Dieser seiner „liberalen Sicht manischer Störungen" korrespondiert sein sehr eng gefaßtes Konzept der „dementia praecox". KRAEPELINS „Zweiteilungsprinzip" ist im übrigen prognoseorientiert, und ein wie immer geartetes „Querschnittsbild" ist diagnostisch keineswegs ausschlaggebend, vielmehr der Verlauf.
KOEHLER und SASS zufolge haben „KRAEPELINs Beschreibungen mit ihrer verwirrenden Vielfalt von Symptomen eine exakte Unterscheidung zwischen einer maniformen Dementia praecox und einer Manie im Rahmen der manisch-depressiven Erkrankung oft erschwert".
Im übrigen seien „KRAEPELINs klinisch deskriptive Grenzen und besonders diejenigen der Manie schnell vergessen worden, wie sich an den Hauptströmungen der deutschen Psychiatrie zeigt. Dieser Trend beruhte mehr auf dem Wirken einflußreicher psychiatrischer Lehrer als auf einer Beweisführung durch systematische Überprüfungen der Validität aller oder auch nur der meisten der KRAEPELINschen Ansichten über die Manie". (S. 19)
Besonders bedeutsam für den „Niedergang der KRAEPELINschen Manie" sei wahrscheinlich schon der sehr weite Schizophreniebegriff von E. BLEULER und die Übernahme von dessen Ansichten durch die ältere Heidelberger Schule geworden.
K. SCHNEIDER (1932) schließlich habe ein sehr weitgefaßtes Konzept der Schizophrenie und ein sehr enges Maniekonzept noch akzentuiert, indem er Manie nahezu mit Hypomanie gleichsetzte:
„Die manischen Phasen pflegen sich fast stets in den Grenzen der Hypomanie zu halten. ... Wenn Manisch-Depressive den Eindruck von ‚Irren' machen, ist der Typus verlassen".
Dabei ist noch zu berücksichtigen, daß KRAEPELINs Hypomaniebegriff noch Symptome mitbeinhaltet, die mit SCHNEIDERs Hypomaniebegriff – nämlich als einer relativ milden Form der Manie – inkompatibel wären. Als Folge davon „würden heute die meisten deutschen Kliniker ungeachtet ihrer Berufung auf KRAEPELINs terminologischen und nosologischen Ansatz solche klinischen Inhalte, die KRAEPE-

LIN als über die Hypomanie hinausgehende Manie darstellte, wohl zur sog. maniformen Schizophrenie rechnen ... und viele oder sogar die meisten der zwischen 1900 und 1920 in Deutschland als Manie diagnostizierten Psychosen würden heute in einer an SCHNEIDER orientierten Sicht als Schizophrenie angesehen."

Nach KOEHLER und SASS repräsentiert LEONHARD „eine bedeutende dritte Position neben den klinischen Auffassungen manischer Erkrankung von KRAEPELIN und K. SCHNEIDER".

Da die nosologischen Basisannahmen LEONHARDs bereits dargestellt wurden, gerade auch unter dem Gesichtspunkt der Einordnung manischer und maniformer Syndrome in dieses System, ergibt sich ein unmittelbares Verständnis der abgebildeten schematischen Übersicht (Tab. 1) von KOEHLER und SASS, welche die vorgestellten klinischen Maniekonzepte mit ihren unterschiedlichen nosologischen, inhaltlich-deskriptiven und ihren wahrscheinlichen Häufigkeitsbeziehungen veranschaulichen soll. Aus der Darstellung ergibt sich, daß „KRAEPELINs extrem weites Maniekonzept nicht nur die manisch gefärbten zykloiden Psychosen, die monopolaren Manien und die meisten Euphorien mit einschließt, sondern auch einen Teil der unsystematischen Schizophrenien LEONHARDs, sofern diese anfangs manische Züge zeigen und solange sie einen remittierenden oder phasischen Verlauf nehmen, bevor es zur Ausbildung eines Defektes kommt".

LEONHARDs Gruppe der (vielgestaltigen, bipolaren) manisch-depressiven Manien „steht trotz seiner Toleranz für darin enthaltene zykloide Züge klinisch einem engeren, an SCHNEIDER und BLEULER orientierten Maniekonzept näher als den sehr weiten klinischen Grenzen der Manie KRAEPELINs". (Zitat Ende, S. 21)

Tabelle 1. Schematische Übersicht, welche Aufteilung die gleichen akuten und subakuten maniformen Störungen in den verschiedenen Schulrichtungen erfahren. Die waagerechten Linien markieren nosologische Abgrenzungen. Kraepelin nahm solche innerhalb seines weiten Maniekonzeptes nicht vor (aus Koehler, K. und Sass, H.: Der Maniebegriff seit Kraepelin. In: Nervenarzt, 52 (1981) 19-25. Mit freundlicher Genehmigung).

K. Schneider Zum „schizophrenen" Pol	*Kraepelin* Zum „schizophrenen" Pol	*Leonhard* Zum „schizophrenen" Pol
bestimmte Formen maniformer Schizophrenien	bestimmte Formen paranoider Manien, deliröser Manien, tobsüchtiger Manien und Mischzustände	verschiedene Typen maniformer unsystematischer Schizophrenien
andere Formen maniformer Schizophrenie	andere Formen paranoider Manien, deliröser Manien, tobsüchtiger Manien und Mischzustände	verschiedene Typen maniformer cycloider Psychosen
andere Formen maniformer Schizophrenie	andere Formen paranoider Manien, deliröser Manien, tobsüchtiger Manien und Mischzustände	verschiedene Euphorien
		verschiedene monopolare Manien
Zyklothyme Manie	Hypomanie	verschiedene Formen der (bipolaren) manisch-depressiven Manie
Zum „affektiven" Pol	Zum „affektiven" Pol	Zum „affektiven" Pol

1.4.2 Internationale Differenzen im „Maniekonzept"

Wenn schon eine kritische Bewertung der deutschen Situation die Bezeichnung „Maniekonzept" als Euphemismus für etwas nicht vorhandenes erscheinen lassen muß, so wird dies noch evidenter im internationalen Vergleich, läßt man die neuesten Trends und Entwicklungen einmal außer acht.

Wie KRAUTHAMMER und KLERMANN (1979) in einer Arbeit über die Epidemiologie der Manie betonen, war die „Manie" bis vor kurzem in KRAEPELINs Krankheitskonzept des „manisch-depressiven Irreseins" (MDE) „gleichsam begraben", d. h. wenn überhaupt von Manie die Rede sein konnte, dann ausschließlich *innerhalb* von KRAEPELINs Konzept der MDE. Diese Sichtweise der Manie, nämlich als Bestandteil einer größeren Krankheitseinheit, hatte eine weitere fatale Folge: Die Daten über das manisch-depressive Irresein (MDE) wurden – anders als bei KRAEPELIN selbst – kaum je dahingehend aufgeschlüsselt, bei welchen Patienten überhaupt manische Phasen auftraten und bei welchen nicht; diese Unterscheidung wurde vielmehr für nebensächlich erachtet (mit katastrophalen Folgen für die Epidemiologie der Manie!).

Es erscheint also ratsam, anstelle einer fruchtlosen Suche nach irgendwelchen nichtexistierenden „Maniekonzepten" das weitere Schicksal von KRAEPELINs Krankheitseinheit (MDE) zu verfolgen. Für die USA läßt sich diese Entwicklung – in Anlehnung an KRAUTHAMMER, KLERMAN und SHOPSIN (1979) – etwa wie folgt skizzieren: KRAEPELINs weitgefächertes Krankheitskonzept mit fließenden Übergängen hin zu den „Temperamenten" und zur psychischen „Normalität" erfuhr zunächst eine Bestätigung, als die Expansion der Psychiatrie jenseits der Mauern der Anstaltspsychiatrie dazu führte, daß man mehr „nichtpsychotische", d. h. leichtere Ausgestaltungen des Krankheitsbildes zu Gesicht bekam. Dies mag das Schwergewicht des Interesses aber mehr zugunsten der depressiven Krankheitserscheinungen verschoben haben, da diese – quantitativ gesehen – gerade im Bereich milderer Formen der MDE ein erhebliches Übergewicht, verglichen mit den manischen Krankheitserscheinungen, besitzen. Das KRAEPELINsche „Äquilibrium" zwischen Manie und Depression war also schon aufgrund der quantitativen Verhältnisse aufgehoben und de facto das wissenschaftliche Interesse fast ausschließlich auf die depressiven Manifestationen gelenkt.

Die nächste wichtige Entwicklung ist dann zweifellos im zunehmenden Einfluß psychoanalytisch und soziokulturell orientierter psychiatrischer Schulen zu suchen (in den Vereinigten Staaten mit dem Namen und Werk Adolf MEYERs verknüpft). Neue nosologische Dichotomien, nämlich die Gegensatzpaare *psychotisch – neurotisch* und *endogen – reaktiv* wurden zwischen den Weltkriegen eingeführt und vermehrten die Möglichkeiten diagnostischer Abstufungen; sie führten zur Einbeziehung von solchen Diagnosen wie etwa „neurotisch-depressive Reaktion" oder „psychotisch-depressive Reaktion" (unabhängig von der MDE) in offizielle Nosologien.

Nach dem Zweiten Weltkrieg verlor die traditionelle psychiatrische Diagnostik überhaupt an Bedeutung mangels Relevanz für die (psycho-)therapeutische Praxis jener Zeit. Psychotherapie stellte die Methode der Wahl dar, denn nach der Meinung der „Meyerianer" galten sämtliche Depressionen als „reaktiv" bedingt. Die Unterscheidung psychotisch versus neurotisch diente im wesentlichen nur dazu, die

Notwendigkeit für Anstaltsunterbringung oder Elektrokrampftherapie zu klären. Da die Manie im übrigen weniger Ansatzpunkte für psychodynamisch orientiertes Denken bot, liegt es nahe, anzunehmen, daß den manischen Phänomenen nicht allein mangels Masse kaum wissenschaftliches Interesse entgegengebracht wurde. Während die leichteren Formen der MDE ohne weiteres zum Gegenstand psychodynamischer Erklärungsversuche gemacht wurden, ergab sich für die schweren Formen und damit auch für KRAEPELINs Manie im engeren Sinne, ein anderen Schicksal: Der Großteil der Fälle mit „schizophrenieähnlicher" Systematik wurde in Anlehnung an die einflußreich bleibende Position BLEULERs (die ja auch psychodynamische Denkweisen einbezog) bevorzugt einem erweiterten Schizophreniekonzept einverleibt oder zumindest der von KASANIN (1933) postulierten Übergangsgruppe der „schizoaffektiven Psychosen", die wiederum mehr Affinität zur BLEULERschen Schizophrenie als zur KRAEPELINschen MDE zu besitzen schienen.

Die logische Konsequenz dieses „Doppelangriffes" auf KRAEPELINs Krankheitseinheit war ein dramatischer Rückgang der MDE-Diagnose in den USA, wie sich aus der unten abgebildeten Statistik (Tabelle 2), die SHOPSINs Buch entnommen ist, ergibt. Es sei in diesem Zusammenhang daran erinnert, daß KRAEPELIN selbst bei 10 bis 15 % der Aufnahmen in seiner Klinik MDE diagnostizierte.

Tabelle 2

Erstaufnahmen von Patienten mit manisch-depressiven und Involutionspsychosen (involutional reactions) in die stationär-psychiatrischen Einrichtungen des Staates New York (Prozentanteil an den Gesamtaufnahmezahlen)[a] nach SHOPSIN.

Jahr	manisch-depressive Psychosen	Involutions- reaktionen
1920	13,4	3,7
1923	14,2	3,7
1926	13,6	3,1
1929	14,1	2,8
1932	12,1	2,9
1935	9,0	3,6
1938	7,3	5,5
1941	5,4	5,9
1944	4,7	6,4
1947	3,8	7,0
1950	2,3	6,8
1953	–	6,6
1956	1,7	7,0
1960	1,4	–
1965	1,0	–

[a] Quelle: Aufnahmen in psychiatrische Einrichtungen des Staates gegliedert nach ethnischer Gruppe, Alter, spezieller Diagnose und Geschlecht; New York State Department of Mental Health, Albany, New York.

Bei diesem allgemeinen Schicksal der MDE-Diagnose in den USA nimmt es nicht wunder, daß die Diagnose einer *manischen* Erkrankung beispielsweise im Neuropsychopharmacology Research Unit am Bellevue Psychiatric Hospital in New York 1972 nur bei einer von tausend Aufnahmen (0,1 %) gestellt wurde. Daß es sich hier um eine extreme Entwicklung in den USA handelt, ergibt sich im internationalen Vergleich: 1961 vermerkte KRAMER, daß MDE neunmal häufiger in England und Wales als in den Vereinigten Staaten diagnostiziert wurde. Detailliertere Vergleiche zwischen den Vereinigten Staaten und England ergaben eine Prädilektion amerikanischer Psychiater für die Diagnose Schizophrenie zuungunsten der MDE-Diagnose.
Bei einem Vergleich niederländischer und amerikanischer Tagesklinikpatienten 1968 fand sich für die New Yorker Kliniken die Diagnose manisch-depressiver Erkrankung bei 2,2 % gegenüber 4 % in den Niederlanden (immer noch eine recht niedrige Inzidenzzahl!). (zitiert nach KRAUTHAMMER, KLERMAN 1979, S. 73)

Wenn also die Entwicklung hinsichtlich der MDE in den USA als extrem angesehen werden muß, so lassen sich doch analoge Tendenzen, zum Beispiel wie oben beschrieben in Deutschland und eigentlich weltweit aufzeigen: Bis in die späten 60er und 70er Jahre wurde ein *Abfall der Inzidenzraten für manisch-depressive Psychosen* konstatiert. Bereits 1959 hatte FARBER seine Ergebnisse bezüglich des „Rückganges der manisch-depressiven Erkrankung" veröffentlicht und in der gleichen Publikation Mitteilungen anderer erfahrener psychiatrischer Kliniker aus aller Welt, die das geringe Auftreten der Krankheit kommentierten.
Auf die „Manie" bezogen stellte sich die Situation – international gesehen – folgendermaßen dar: Da Manie zunächst untrennbar mit KRAEPELINs MDE-Konzept verbunden schien, bedeutete das „Aussterben" der MDE bzw. der MDE-Diagnose (zugunsten psychodynamischer Interpretationen auf der einen Seite und eines erweiterten Schizophreniekonzeptes auf der anderen Seite) zwangsläufig auch das „Aus" für ein wie immer geartetes eigenständiges Maniekonzept.
Während die Depressionsforschung Buch auf Buch anhäufte, lag die Manieforschung im argen und die bei KRAEPELIN noch in ihrem ganzen Umfang gleichberechtigt repräsentierte manische Phänomenologie fiel dem Streit der Ideologien und Nosologien und schließlich dem Desinteresse zum Opfer. Die daraus resultierenden Hindernisse für die Etablierung eines eigenständigen Maniekonzeptes bzw. einer Emanzipierung der Manie, des „vernachlässigten Stiefkindes der Psychiatrie" im Bereich der affektiven Psychosen, bilden als historische Hypothek einen Teil der vielen Probleme, die der modernen Manieforschung im Wege stehen. Darauf wird im folgenden zweiten Teil der Arbeit näher einzugehen sein.

2 Aktuelle und spezielle Probleme der Manieforschung: Implikationen einer psychiatriegeschichtlichen Hypothek

2.1 Bedeutungshof des Maniebegriffes: nosologische Ebene versus Syndromebene

Psychiatrische Termini unter dem Gesichtspunkt ihres Werkzeugcharakters auf ihren funktionalen Wert für bestimmte Problemstellungen hin zu untersuchen, erscheint nicht müßig, da zweifellos manche psychiatrische Begriffe aus begriffsimmanenten oder anderen Gründen unbrauchbar sind bzw. unbrauchbar geworden sind. Man könnte beispielsweise argumentieren, daß der Depressionsbegriff aufgrund seines extrem weiten und unscharf begrenzten Bedeutungshofes für viele Zwecke mittlerweile unbrauchbar geworden sein könnte, ebenso der Begriff der „schizoaffektiven Psychosen", wie unten noch zu zeigen sein wird.
Verglichen mit der Begriffsverwirrung beim Terminus „Depression" erscheint der Maniebegriff zunächst unbelasteter zu sein, da Dichotomien wie „neurotisch-psychotisch" oder „endogen-reaktiv" bei manischen Syndromen nicht zur Diskussion stehen.
Läßt man hingegen die verschiedenen im ersten Teil der vorliegenden Arbeit wiedergegebenen Maniekonzepte Revue passieren, ergeben sich sofort spezifische Schwierigkeiten beim Versuch, den Bedeutungshof des Maniebegriffs abzustecken: Ein erster Wink bezüglich dieser Problematik des Maniebegriffs ergibt sich aus der landläufigen und auch in dieser Arbeit beibehaltenen Unterscheidung zwischen „manisch" und „maniform". Der Begriff „manisch" repräsentiert im gegenwärtigen psychiatrischen Sprachgebrauch gewissermaßen nur „reine" Formen der Manie mit dem Vollbild der klassischen Symptome („manische Trias"). Daß Beimischungen anderer Symptome, seien sie nun „schizophrenieähnlich" oder depressiver Provenienz, nicht in dieses Bild passen bzw. es sofort modifizieren, hat zur Konsequenz, daß in diesem Falle heute niemand mehr guten Gewissens am Terminus „Manie" festhält, sondern zumindest auf den Begriff „maniform" ausweicht, der zudem nosologisch völlig neutral ist. Der Terminus „maniform" ist gerade dann opportun, wenn wesentliche Bestandteile des manischen Kernsyndroms vermißt werden (z. B. gehobene Stimmung) oder wenn der maniforme Anteil nur einen Aspekt in einem gegebenen psychopathologischen Spektrum ausmacht.
Es entspricht der klinischen Erfahrung, daß „reine" manische Phänomene zu den Seltenheiten gehören, während atypische, maniforme Bilder sozusagen die Regel sind. Der eigentliche Maniebegriff bezeichnet demnach zwar etwas Typisches, gleichzeitig aber etwas Seltenes, eine klinische Rarität und umgreift nicht mehr die häufigeren atypischen Fälle. Im Gegensatz dazu repräsentiert der Depressionsbegriff überaus häufige Phänomene und bleibt auch für atypische Ausgestaltungen depressiver Krankheitsbilder noch namengebend. Ein extremes und paradoxes Beispiel ist die Bezeichnung „depressio sine depressione".
Im Falle manischer „Mischzustände" und „Teilzustände", auf deren häufiges Vorkommen KRAEPELIN wie LEONHARD hinweisen, würde man heute sicher nicht mehr von manischen Zuständen reden. Welcher Psychiater würde heutzutage beispielsweise einen „manischen Stupor" diagnostizieren? Zwar scheint noch jeder

Psychiater zu wissen, wie die reine Manie auszusehen hätte, die er kaum je zu Gesicht bekommt; aber er wird im klinischen Alltag nicht mehr von Manie reden, wenn typische Symptome vermißt werden oder atypische hinzukommen.
Schaut man sich hingegen an, was alles für KRAEPELIN der Manie subsumierbar war bzw. damit kompatibel blieb (vom Delir bis zur flexibilitas caerea) wird evident, wie sich das Manieverständnis geändert hat.
Laut KENDELL (1985) ist dieser überaus restriktive Maniebegriff („narrow concept") für manche Fehldiagnose verantwortlich zu machen. Die klinisch beobachtbare Manie ist eben in der Regel eine untypische; daß damit die angebliche Leichtigkeit, mit der die Maniediagnose im Prinzip zu stellen sein soll, erheblich in Frage gestellt wird, liegt auf der Hand. Die untypischen Fälle sind nämlich im „Querschnittsbild" so vieldeutig, daß man sich immer fragt, ob noch soviel Manisches darin ist, daß Bezeichnungen wie „manisch" oder „maniform" gerechtfertigt bleiben.
Man muß sich bei diesen terminologischen Schwierigkeiten immer wieder vergegenwärtigen, daß „Manie" und „Depression" auf der Syndromebene eigentlich Sammelbezeichnungen für mehr oder weniger charakteristische Symptomkombinationen darstellen. Typisch wäre im Falle der „Manie" die Stimmungsauslenkung (euphorisch oder gereizt), das erregte, ideenflüchtige Denken und die lebhafte, erregte Psychomotorik. Diese Komponenten können sich aber – jedenfalls bei vielgestaltigen, bipolaren Psychosen – fast beliebig und unabhängig voneinander mit „Gegenpolen" kombinieren (z. B. Erregung mit depressiver Stimmung oder gehobene Stimmung mit Hemmung) oder es können die genannten „Teilzustände", sozusagen „1/3- oder 2/3-Manien" vorliegen.
Sieht man sich dann noch als Kliniker mit einem rasch wechselnden Verlauf oder gar Tagesschwankungen in der Symptomausgestaltung, die nur bestimmte psychische „Subsysteme" betreffen können, konfrontiert, wird evident, daß sich zumindest die vielgestaltigen Psychosen mit derartig statischen Begriffen wie „manisch" oder „depressiv" überhaupt nicht mehr hinreichend charakterisieren lassen. Es ist wie bei dem Unterschied zwischen Photographie und Film: eine Momentaufnahme kann keine Handlung wiedergeben und der Wechsel („die Handlung") ist eben bei den genannten vielgestaltigen Krankheitsbildern das wichtigste Element. Das heißt übrigens nicht, daß die vielgestaltigen Psychosen im Rahmen ihrer Syndromsequenzen nicht auch einmal ein reines, monopolares Krankheitsbild, etwa im Sinne der „reinen Manie" LEONHARDs imitieren können, was unter Umständen die Verwirrung des Diagnostikers noch vergrößert.
Ein radikaler Standpunkt könnte zu der Forderung führen, den Maniebegriff wie den Depressionsbegriff als ungeeignet aus der psychiatrischen Terminologie zu eliminieren, weil die Dynamik eines vielgestaltigen Krankheitsgeschehens nicht durch unklare und statische Begriffe abgebildet werden kann, denen man oft nicht einmal ansieht, ob sie nosologisch oder syndromatologisch gemeint sind.
Es würde dann klarer ins Blickfeld rücken, was wirklich im Bereich der affektiven Psychosen über lange Zeit vernachlässigt wurde, nämlich die *gleichberechtigte Berücksichtigung der Teilaspekte des Syndromspektrums bei den bipolaren Psychosen (und damit das Bipolaritätsproblem selbst!) und die Abgrenzung charakteristischer monopolarer Krankheitsbilder,* die von LEONHARD seit langem gefordert wurde.

Mit anderen Worten: Aus einem Gesamtspektrum wurden recht willkürlich Einzelaspekte, nämlich die depressiven Symptome zum bevorzugten Gegenstand wissenschaftlicher Bearbeitung gemacht, während die maniformen Krankheitserscheinungen vernachlässigt wurden.
Auf der nosologischen Ebene hatte diese ungerechtfertigte Präoccupation zur Folge, daß „Manie" als nosologische Einheit nahezu verschwand und (im Gegensatz zur Depression) als Diagnosekriterium praktisch aufgegeben wurde.
Selbst wenn man die Beibehaltung des Maniebegriffes für sinnvoller hält, als seine Abschaffung, wird man zugeben müssen, daß große Anstrengungen nötig sind, um das Existenzrecht dieses geschichtsträchtigen psychiatrischen Terminus sowohl auf der nosologischen wie auf der Syndromebene neu zu begründen. Vielleicht verdankt der Maniebegriff sein Überleben nur der Tatsache, daß die Unterscheidung in einen nosologischen und einen syndromatologisch-phänomenologischen Gebrauch des Terminus bislang kaum konsequent und verbindlich durchgeführt wurde, ebensowenig die Unterscheidung in „manisch" und „maniform". Ein Überleben infolge definitorischer Unklarheit und logischer Inkonsequenz bietet aber wohl kaum eine ausreichende Basis für die Zukunft. Man muß sich also sehr genau die Argumente für eine Beibehaltung des Maniebegriffes sowohl für die nosologische Ebene wie auch die Syndromebene überlegen. Die wohl wesentlichste Hilfestellung resultiert dabei aus der Tatsache, daß Lithium und Carbamazepin recht „maniespezifische" Wirkungen entfalten (therapeutisch wie prophylaktisch) und daher den manischen und maniformen Syndromen schon unter diesem Gesichtspunkt in Zukunft weiteres Interesse sicher sein dürfte, analog etwa dem Zuwachs des Interesses an den depressiven Phänomenen, den die Entdeckung der Imipraminwirkung hervorrief.
Wie auch das weitere Schicksal des Maniebegriffes aussehen mag: Auf der nosologischen Ebene bestehen nach wie vor erhebliche Probleme, Manie als nosologisch selbständige Einheit oder gar als ein differenzierbares Krankheitsspektrum (im Sinne LEONHARDs) zu etablieren.
Es wurde schon darauf hingewiesen, daß KRAEPELIN selbst Manie zwar als konstituierenden und integralen Teilaspekt seines Krankheitskonzeptes (MDE) vorbehaltlos anerkannte, aber eine nosologisch eigenständige Stellung der Manie ebenso konsequent ablehnte.
Nachdem LEONHARDs Abgrenzung monopolarer Formen affektiver Erkrankung sich, jedenfalls was die monopolaren Depressionen betrifft, inzwischen weltweit durchgesetzt hat, sollte man annehmen, daß analog auch die Existenz oder zumindest die Möglichkeit monopolarer manischer Krankheitsformen (im Sinne von LEONHARDs „reiner Manie" und seinen „reinen Euphorien") anerkannt wird. Dies ist jedoch gegenwärtig keineswegs so; vielmehr wird „Manie" wieder völlig einem modifizierten Konzept bipolarer Krankheit („bipolare Störung") subsumiert, das weder mit KRAEPELINs MDE-Konzept noch mit LEONHARDs „manisch-depressiver Krankheit" identisch ist.
Nichtsdestoweniger bedeutet dies, daß KRAEPELINs ursprüngliches Konzept – wenn auch in modifizierter Form – wieder allgemeine Anerkennung gefunden hat. Dabei ist einerseits zu vermerken, daß die Bezeichnung Manie aus dem Krankheitsnamen („bipolare Störung") verschwunden ist, andererseits aber das Auftreten mindestens einer manischen Phase zum allgemein akzeptierten Definitionskrite-

rium für die Diagnose einer „bipolaren Störung" (DSM III-Nomenklatur) gemacht wurde. Letzteres dürfte verhindern, daß die manischen Syndrome im Rahmen der neuen nosologischen Einheit ein ähnliches Schicksal erwartet, wie innerhalb des ursprünglichen MDE-Konzeptes, wo sie zugunsten der depressiven Phänomene völlig vernachlässigt wurden, und man es nicht einmal für nötig hielt, bei wissenschaftlichen Untersuchungen affektiver Erkrankungen das Auftreten oder Nichtauftreten manischer Phasen statistisch zu erfassen.

Festzuhalten bleibt, daß Manie außerhalb des Konzeptes bipolarer Erkrankung bzw. Störung zur Zeit nosologisch weder in der wissenschaftlichen Literatur noch in den meisten neueren Diagnosemanualen repräsentiert ist. In Bezug auf die Manie hat sich also KRAEPELINs Standpunkt wieder volle Geltung verschafft, der ja meinte, daß sich jede scheinbar monopolare Manie über kurz oder lang als der bipolaren) MDE-Krankheitseinheit zugehörig entpuppen würde. LEONHARDs Abgrenzung monopolarer Formen hat sich indessen bisher nur im Bereich depressiver, nicht aber manischer Krankheitserscheinungen, durchsetzen können. Ob hier nur eine gewisse zeitliche Latenz im Rahmen sukzessiver Adaptation LEONHARDscher Annahmen vorliegt oder wiederum nur eine durch nichts gerechtfertigte Vernachlässigung einer sorgfältigen und gleichberechtigten Evaluierung auch des manischen Pols affektiver Erkrankungen, kann zum gegenwärtigen Zeitpunkt wohl nicht mit Sicherheit entschieden werden. Wie KOEHLER und SASS (1981) in anderem Zusammenhang betonen, liegt es nahe, auch anderen LEONHARDschen Positionen vermehrte Aufmerksamkeit zu schenken, nachdem sich dessen Unterscheidung in bipolare und monopolare affektive Psychosen bereits in ihrer teilweisen Anwendung (nämlich bezogen auf die Depressionen) als so fruchtbar für die Forschung erwiesen habe.

Im Zusammenhang mit den terminologischen Problemen bei der Manie stellt sich auch die Frage, ob LEONHARDs *Euphorie*begriff eine nützliche Erweiterung des zur Bezeichnung manischer Phänomenologie zur Verfügung stehenden psychiatrischen Vokabulars darstellt.

Trotz seiner nosologischen Implikationen (siehe LEONHARDs „reine Euphorien") scheint der Begriff „euphorisch" geeignet zu sein, eine durch den traditionellen Maniebegriff nicht erfaßte Leerstelle auszufüllen, indem dadurch *nichterregte Varianten mit gehobener Stimmung* charakterisierbar werden.

Einer allgemeinen Akzeptierung des Begriffes „euphorisch" in der LEONHARDschen Lesart steht allerdings im Wege, daß der gegenwärtige psychiatrische Sprachgebrauch mit „euphorisch" und „Euphorie" etwas anderes meint, wie weiter oben bereits dargelegt wurde. Ein um LEONHARDs Lesart erweiterter Euphoriebegriff würde dann funktionelle, hirnorganische und toxisch induzierte Zustände gehobener Stimmungslage umfassen und zudem noch auf der nosologischen Ebene repräsentiert sein (jedenfalls in LEONHARDs „Aufteilung der endogenen Psychosen"). Trotz dieser Überdeterminiertheit, die der Begriff dadurch erhält, würde seine Anwendung im genannten Sinne komplementär zu den vorhandenen Begriffen „manisch" und „maniform" es ermöglichen, sozusagen die ganze Skala manischer Phänomene mittels dreier Basisbegriffe abzubilden. Damit wäre auch verhindert, daß der Bedeutungshof des Maniebegriffes in unzulässiger Weise – etwa im Interesse begrifflicher „Eindeutigkeit" – eingeengt wird und dadurch die klinische Realität nicht mehr wiedergegeben werden kann. Die Begriffskonstellation würde – unter

Berücksichtigung phänomenologischer und nosologischer Gesichtspunkte – etwa folgendermaßen aussehen (Tab. 3):

Tabelle 3. Versuch, den Bedeutungshof des Maniebegriffes mittels dreier Termini (euphorisch, manisch, maniform) abzustecken:

1. *euphorisch:* umfaßt funktionelle, hirnorganische und toxisch induzierte Zustände gehobener Stimmungslage ohne stärkere Erregung und ohne ständigen Rededrang.
2. *hypomanisch und manisch:* das manische Kernsyndrom („manische Trias") in allen Schweregraden. Keines der manischen Kernsymptome darf fehlen.

    Nosologische Implikation: obligatorisch bei reiner, monopolarer Manie; das Syndrom kann durch vielgestaltige, bipolare Erkrankungen „imitiert" werden.
3. *maniform:* sämtliche Zustände, die mit stärkerer Erregung und Rededrang einhergehen; die Stimmungslage wird durch den Begriff nicht definiert. Nosologisch indifferent.

    a) *gereizt-maniform:* Variante von 3 und häufigste Symptomkombination im Rahmen manischer Phänomenologie überhaupt: Rededrang und Erregung bei anhaltend gereizter Verstimmung.

    Nosologische Implikation: häufig bei bipolaren Erkrankungen; kann sich mit „schizophrenieähnlichen" Symptomen kombinieren.

    b) *atypisch-maniform:* Varianten von 3; soll atypische bipolare Symptomkombinationen im Sinne von KRAEPELINS „Mischzuständen" und LEONHARDS „Teilzuständen" repräsentieren, sowie andere atypische Formen, beispielsweise die „delirante Manie".

2.2 Diagnose und Differentialdiagnose: Manie im Spannungsfeld divergenter Nosologien

„Since there are now different and effective treatments für various psychiatric disorders, accurate diagnosis is no longer an intellectual exercise or simply a research requirement."

GREIST, KLEIN & ERDMANN (1976)

Wie u. a. auch SHOPSIN im Vorwort seines Buches "Manic Illness" (1979) hervorhebt, ist die diagnostische Uneinheitlichkeit zu einem kritischen Punkt beim Studium affektiver Erkrankungen geworden.

KENDELL et al. (1973) berichteten in einer Studie (unter Benutzung von Videobändern) über diagnostische Differenzen zwischen britischen, französischen und deutschen Psychiatern. Sie fanden, daß, obwohl alle drei ähnliche Konzepte der Schizophrenie und wahrscheinlich auch des Alkoholismus, neurotischer Erkrankungen und der Persönlichkeitsstörungen haben, bedeutende Differenzen auf dem Gebiet affektiver Erkrankungen bestehen: innerhalb der affektiven Erkrankungen fand

man – abgesehen von Differenzen im Konzept der psychotischen Depression, der depressiven Erkrankung als Ganzes und der Manie – die größte Diskrepanz im Bereich der manisch-depressiven Psychose.
Angesichts neuer Therapien mit unterschiedlicher Effizienz bei verschiedenen Krankheitsbildern ist das Interesse an Klassifikationen in den letzten Jahren erheblich gewachsen. Im Falle der affektiven Erkrankungen hatte diese „Renaissance der Diagnose" zur Folge, daß versucht wurde, ausgehend vom KRAEPELINschen Basiskonzept der MDE, mehr einheitliche (homogene) bzw. „reine" Subtypen affektiver Erkrankung für klinische und Forschungszwecke auszusondern. Dabei wurde die von LEONHARD vorgeschlagene Unterscheidung in bipolar und unipolar von PERRIS (1966), ANGST (1966) und WINOKUR et al. (1969) weiterentwickelt. Von ROBINS und GUZE (1972) wurde die Unterscheidung primär-sekundär propagiert. Schließlich wurde versucht, über die verallgemeinernden und zusammenfassenden Beschreibungen der Lehrbücher und Diagnoseschlüssel hinausgehend, operationale Definitionen sowohl vom qualitativen Typus (notwendige und hinreichende Bedingungen) wie auch vom quantitativen Typus zu entwerfen, die heute häufig in klinischer und epidemiologischer Forschung Verwendung finden.
Laut SHOPSIN stellen sich besondere differentialdiagnostische Probleme bei dem Versuch, zwischen der manischen Phase manisch-depressiver Erkrankung und der Erregung bei „schizoaffektiven" Varianten schizophrener Erkrankung zu unterscheiden, da beide Zustände im „Querschnittsbild" einen Großteil ihrer „affektiven" und Verhaltenspathologie miteinander teilen. Mit dem Aufkommen der Lithiumtherapie und der damit verbundenen Diskussion über die Möglichkeiten einer diagnoseorientierten therapeutischen Spezifität sei die Lösung dieser Frage zu einem zentralen Forschungsanliegen geworden.
Letztere Fragestellung läßt sich dahingehend erweitern, welcher Stellenwert manischer Phänomenologie eigentlich im gegebenen Einzelfall endogener Psychose zukommt.
Wie SHOPSIN andernorts in seinem Buch betont, ist die traditionelle Methode psychiatrischer Diagnosefindung, nämlich über die Bewertung des klinischen Bildes, immer noch vorherrschend: von wenigen Ausnahmen abgesehen, gelangt man auch heute noch durch Bewertung der klinischen Symptome unter Mitberücksichtigung des Krankheitsverlaufes (und ggf. der Familienanamnese) zur psychiatrischen Diagnose.
Nach KENDELL (1975) ist das dominierende konzeptuale Krankheitsmodell in der Psychiatrie immer noch das „Syndrommodell", das SYDENHAM im 17. Jahrhundert einführte, nämlich eine bestimmte Gruppierung (cluster) von Symptomen und Zeichen mit einem charakteristischen zeitlichen Verlauf. Psychiatrische Krankheit ist demnach synonym mit einem Syndrom (einer Konstellation miteinander in Verbindung stehender Symptome) welches wiederum eine charakteristische Prognose hat (Remission, Verschlechterung oder Persistieren). Das syndromatologische „Querschnittsbild" und der Verlauf (Prognose) stehen also in einem dialektischen Zusammenhang und sind in diesem traditionellen Konzept psychiatrischer Krankheit untrennbar miteinander verbunden (was mitunter nicht ausreichend beachtet wird: siehe die Versuche, die Diagnose ausschließlich auf einem gegebenen „Querschnittsbild" aufzubauen).

Im folgenden sollen diejenigen manierelevanten nosologischen Alternativen im Bereich der endogenen Psychosen zur Sprache kommen, die dem soeben beschriebenen traditionellen psychiatrischen Krankheitsverständnis verpflichtet sind.

Es sollen die folgenden nosologischen Einteilungsversuche diskutiert werden:
1. Konzept der „Einheitspsychose" (=„Nullhypothese")
2. KRAEPELINs „Zweiteilungsprinzip"
3. Abgrenzung atypischer, sog. „schizoaffektiver Psychosen" (=„Dreiteilungsprinzip")
4. LEONHARDs „Aufteilung der endogenen Psychosen"
5. Die neue „bipolare Störung": alleiniger nosologischer Ort der Manie?

Parallel dazu wird ein *alternativer*, streng am Bipolaritätsphänomen orientierter Einteilungsversuch entwickelt, der im wesentlichen aus der formalen Analyse der Ergebnisse LEONHARDs resultiert und das Bipolaritätsphänomen als gemeinsames Prinzip gestörter Funktion in verschiedenen „Funktionsbereichen" auffaßt.

2.2.1 Konzept der „Einheitspsychose"

„Manche meinen, man sollte auf Diagnosen überhaupt verzichten und berühren sich damit, wenn auch aufgrund anderer Thesen, mit der Lehre von der ‚Einheitspsychose', die vor mehr als 100 Jahren modern war und in einem neuen Gewand heute wieder modern ist."

Karl LEONHARD, (1980, S. 1)

Das Konzept der „Einheitspsychose" beinhaltet eine Negierung der Möglichkeit, im Bereich der endogenen Psychosen valide nosologische Unterteilungen vorzunehmen.
KENDELL(1975), der sich eingehend mit den theoretischen Implikationen psychiatrischer Diagnostik beschäftigte, lieferte Argumente dafür, daß sich natürliche Grenzen innerhalb des Bereiches der endogenen Psychosen *nicht* nachweisen lassen. Er stellt damit auch das traditionsreiche „Zweiteilungsprinzip" KRAEPELINs in Frage und favorisiert aufgrund seiner Ergebnisse das Konzept der „Einheitspsychose" obwohl er auch andere Erklärungsmöglichkeiten für seine Ergebnisse in Betracht zieht.
KENDELL u. Mitarb. (1980) weisen darauf hin, daß KRAEPELINs Krankheitskonzept auf der Annahme basiert, daß jeder Krankheitseinheit eine eigene Ursache, besondere psychologische Symptome, Besonderheiten in Verlauf und Prognose, sowie eine spezifische cerebrale Pathologie zukomme. Wie aber JASPERS (1920) betonte, wurde auf dem Gebiet der Psychiatrie keine einzige Krankheit gefunden, die diese Kriterien exakt erfüllt; sogar der progressiven Paralyse mangele es an einer krankheitsspezifischen Psychopathologie.
Nach KENDELL stellen die meisten psychiatrischen Basiskonzepte – Begriffe wie Schizophrenie, endogene Depression oder Paranoia – Benennungen von *Elementen in einer kategorialen Klassifikation* dar, wobei die Unabhängigkeit der Elemente

(in diesem Falle also der Krankheitseinheiten) stillschweigend vorausgesetzt werde. Das heißt: die Annahme der Existenz einer natürlichen Grenze oder Diskontinuität zwischen benachbarten Krankheitseinheiten ist im Konzept kategorialer Klassifikation bereits enthalten. Die Beweisführung für die Eigenständigkeit eines Krankheitsbildes X beschränke sich oft nur auf den Nachweis signifikanter Unterschiede im Ausgang (outcome) der Krankheiten bzw. in den demographischen Charakteristika von Patientengruppen.
Die Hauptgefahr einer kategorialen Klassifikation bestehe offensichtlich darin, daß die Abgrenzungen zwischen Krankheitsbildern willkürlich und künstlich bleiben, weil ihnen eben keine natürliche Diskontinuität entspreche.

KENDELL nimmt die bildhafte Sprache eines alten Aphorismus zur Hilfe, um das Problem zu veranschaulichen: Wenn Klassifikation die Kunst darstelle, einen natürlichen Körper (in diesem Falle die Gesamtheit der endogenen Psychosen) im Bereich der Gelenke zu zerlegen, so setzt dieses voraus, daß tatsächlich solche Gelenkstellen vorhanden sind und man im übrigen nicht etwa an der falschen Stelle „durch Knochen sägt". Eine solche Gelenkstelle würde sich nun nach KENDELLS Ansicht nur dann behaupten lassen, wenn, bezogen auf die in Frage stehende Krankheitseinheit und benachbarte Syndrome, Patienten mit einem symptomatologischen „Mischbild" relativ selten anzutreffen seien; jedenfalls dürften die „Mischbilder" (das „Grau") nicht die „reinen" Formen („schwarz und weiß") an Häufigkeit übertreffen. Mathematisch ausgedrückt hieße das, daß bei einer linearen Variablen (die von den relevanten Symptomen abgeleitet ist) die Punkte nicht unimodal, sondern *bimodal* mit einem Minimum in der Mitte („point of rarity') verteilt sind (siehe Abb. 1).
Frühere Versuche, einen derartigen „point of rarity" beispielsweise in Bezug auf die Symptomkomplexe bei psychotischer oder neurotischer Depression oder auch zur Unterscheidung schizophrener von affektiver Psychosen nachzuweisen, sind laut KENDELL sämtlich gescheitert, insofern, als es niemandem in überzeugender Weise gelang, ein eindeutig bimodales Verteilungsmuster nachzuweisen; meistens sei der Kurvenverlauf weder unimodal noch bimodal gewesen, sondern uncharakteristisch und vieldeutig.
Zur weiteren Klärung dieser Frage verfeinerte KENDELL die Technik zur Identifizierung hypothetischer Diskontinuitäten im Bereich endogener Psychosen, indem er für die Beschreibung der in Frage stehenden „Grenze" nicht allein die Symptomatologie, sondern eine weitere unabhängige Variable wie den Ausgang der Krankheit (outcome) einbezog.
Angenommen, daß Patienten mit dem Syndrom X im Durchschnitt einen günstigeren Krankheitsausgang (outcome) haben, als Patienten mit dem Syndrom Y, oder daß sie besser auf ein gegebenes Medikament ansprechen, so wird die Differenz üblicherweise einfach als Differenz der Mittelwerte veranschaulicht (siehe Abb. 2).
Drückt man aber die Differenzen in der Symptomatologie zwischen X und Y als *lineare Variable* oder *Dimension* aus und den errechneten durchschnittlichen Krankheitsausgang für die Patientengruppe als Serie verschiedener Punkte entlang dieser Dimension, wird es möglich, die Beziehung zwischen Krankheitsausgang und Symptomatologie graphisch darzustellen. Es kann dabei eine Gerade resultieren; es kann sich aber auch eine Diskontinuität zeigen – ein Punkt, an dem eine relativ

Abb. 1 Variation in symptomatology expressed by a linear variable (aus R.E. Kendell and I.F. Brockington: The identification of disease entities and the relationship between schizophrenic and affective psychoses. In: Brit.J.Psychiat., 137 [1980] 325. Mit freundlicher Genehmigung).

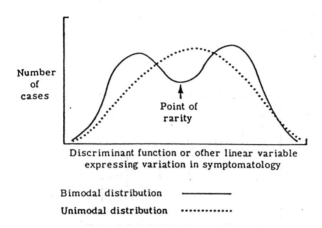

Abb. 2 Usual means of illustrating the relationship between symptomatology and outcome (aus R.E. Kendell and I.F. Brockington: The identification of disease entities and the relationship between schizophrenic and affective psychoses. In: Brit. J.Psychiat., 137 [1980] 325. Mit freundlicher Genehmigung).

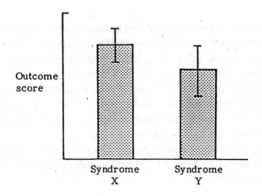

geringe Änderung in der Symptomatologie eine relativ große Änderung im Krankheitsausgang zur Folge hat (siehe Abb. 3).

Abb. 3 Relationship between symptomatology and outcome when symptomatolgoy is converted to a linear variable (aus R.E. Kendell and I.F. Brockington: The identification of disease entities and the relationship between schizophrenic and affective psychoses. In. Brit.J.Psychiat., 137 [1980] 325. Mit freundlicher Genehmigung).

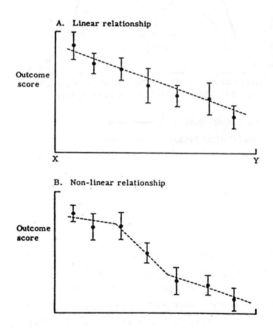

Andere Kurvenverläufe können natürlich vorkommen und sind schwieriger zu interpretieren. Die eben genannte nicht-lineare Beziehung legt nahe, daß es sich bei X und Y um verschiedene Krankheitseinheiten handelt oder vielmehr, daß mindestens zwei verschiedene Patientenpopulationen zwischen X und Y zur Abbildung kommen. Die erstgenannte lineare Beziehung (Gerade) stützt hingegen die Hypothese verschiedener Krankheitseinheiten nicht, obwohl sie auch nicht das Gegenteil beweist. Es sei nämlich möglich, daß eine andere als die gewählte Variable eine nicht-lineare Beziehung mit der Symptomatologie aufweise.

Wenn sich dagegen eine hinreichend ausgeprägte Diskontinuität nachweisen lasse, sei damit einigermaßen akkurat der Ort bestimmt, an dem eine Krankheitseinheit endet und eine andere beginnt.

Oben wurde als unabhängige Variable der Krankheitsausgang genommen; im Prinzip kann aber jede lineare Variable, die von der Symptomatologie unabhängig ist, herangezogen werden, beispielsweise Krankheitsbeginn, Geschlechterverhältnis oder die Morbidität der Angehörigen ersten Grades. Wenn nachgewiesen werden könnte, daß *mehrere* differente Variablen nicht-lineare Beziehungen zur Symptomatologie aufweisen, wäre damit die Annahme, daß man eine echte Grenze zwischen zwei Krankheitseinheiten identifiziert hat, gestützt.

Der Nachweis valider Grenzen zwischen verschiedenen Syndromen würde laut KENDELL einen erheblichen Fortschritt darstellen: Sterile Dispute darüber, wo die Grenze zwischen zwei Krankheitsbildern zu ziehen sei, würden beendet, man könnte auch sehr viel leichter homogene Patientenpopulationen als Ausgangspunkt für ätiologische Forschung abgrenzen. Der Nachweis einer klaren Diskontinuität auf der Syndromebene wäre im übrigen ein wertvoller Hinweis auf die Präsenz einer zugrundeliegenden biologischen Diskontinuität.

Sollte der Versuch, Diskontinuitäten aufzufinden, hingegen scheitern, müßte man akzeptieren, daß die Phänomene funktioneller Psychosen kontinuierlicher Variation, nicht nur auf der Symptomebene, sondern wahrscheinlich auch auf der ätiologischen Ebene, unterliegen. Man sollte dann die traditionellen Annahmen und Klassifikationen entsprechend ändern.

In einer praktischen Anwendung der oben beschriebenen Technik überprüfte KENDELL, ob sich eine derartige Diskontinuität zwischen schizophrenen und affektiven Psychosen nachweisen läßt.

Ausgegangen wurde von 250 konsekutiven stationären Aufnahmen in ein englisches psychiatrisches Krankenhaus (Netherne Hospital in Surrey) zwischen 1966 und 1968. Bei 134 der aufgenommenen Patienten wurde die Diagnose einer funktionalen Psychose gestellt. Im einzelnen wurden 57 Schizophrenien, 4 paranoide Psychosen und 73 affektive Psychosen diagnostiziert. Die Patienten wurden 6,5 Jahre später im Rahmen einer „follow-up"-Studie nachuntersucht (semistrukturiertes Interview mit Ratings der Symptomatologie sowie der sozialen Adaptation im Zeitraum zwischen Entlassung aus stationärer Behandlung und Nachuntersuchung). In manchen Fällen wurden auch Hausärzte und Verwandte der Patienten kontaktiert und im Falle zwischenzeitlicher Wiederaufnahmen in ein psychiatrisches Krankenhaus wurde Einsicht in die Krankengeschichte genommen. Adäquate Information konnte über 127 der 134 Patienten gewonnen werden. Ein Zahlenwert (score) auf einer linearen Funktion, welche die Variation in der Symptomatologie zwischen „typisch" schizophrener und „typisch" manisch-depressiver Psychose wiedergab, war bereits für jeden dieser Patienten von einer früheren Diskriminanzanalyse her vorhanden.

Die 127 Patienten wurden – entsprechend den Zahlenwerten auf der linearen Funktion – in zehn Gruppen aufgeteilt, womit zehn verschiedene Orte (loci) entlang eines Symptomenkontinuums, das sich von „typischer" Schizophrenie bis hin zu „typisch" manisch-depressiver Psychose erstrecken sollte, bezeichnet waren.

Die zehn Positionen auf diesem Kontinuum wurden dann mit den Patientenscores für den Krankheitsausgang, wie sie sich aus der Nachuntersuchung ergaben, in Zusammenhang gebracht. Im einzelnen wurden acht verschiedene Indikatoren für den Krankheitsausgang herangezogen, von denen alle bis auf einen (Krankenhausaufenthaltsdauer) eine enge Beziehung zur Symptomatologie aufwiesen (Produkt-

Moment-Korrelation größer als 0,35 und hochsignifikant). Die einzelnen Indikatoren für den Krankheitsausgang wurden folgendermaßen definiert:

A Time in hospital (Krankenhausaufenthaltsdauer): der Anteil der im psychiatrischen Krankenhaus verbrachten Zeit im Intervall zwischen der „Indexaufnahme" (index-admission) und dem „follow-up"-Interview.
B Pattern of illness („Verlaufsmuster"): ein Rating des weiteren Krankheitsverlaufes nach der Entlassung aus stationärer Behandlung mittels einer 9-Punkte-Skala. (Beispiel: 0 = völlige Remission ohne Wiedererkrankung; 2 = ein einziges Rezidiv mit anschließender völliger Remission; 8 = keine Remission mit weiterer Verschlechterung; etc.).
C Occupational record (Berufstätigkeit): ein globales Rating der Berufstätigkeit während der „follow-up"-Periode unter Berücksichtigung von Dauer, Art und Effizienz der Tätigkeit.
D Social involvement (soziale Kontakte): ein ähnliches, globales Rating des Umfanges und der Qualität von Freundschaften und sozialen Beziehungen während der „follow-up"-Periode.
E Social outcome: Kombination von C und D.
F Symptomatic outcome I: eine lineare Variable, auf der hoch positive Werte auf persistierende oder stark ausgeprägte schizophrene Symptome während der „follow-up"-Periode hinweisen, während durch negative „Scores" eine manische oder depressive Symptomatik innerhalb der „follow-up"-Periode angezeigt wird. Diese Variable wurde durch Diskriminanzanalyse gewonnen. Als „Kriteriengruppen" (criterion groups) wurden die 63 Patienten mit den ausgeprägtesten schizophrenen Symptomen und die 24 Patienten mit den ausgeprägtesten affektiven Symptomen (während des „follow-up") herangezogen. Diagnostisch relevante Symtome: akustische Halluzination; Wahnbildung; Defektzustand; Passivitätsphänomene (=Ichstörungen); Verfolgungsideen; somatische Symptome von Depression und schließlich manische Symptome.
G Symptomatic outcome II: eine ähnliche lineare Variable, auf der hoch positive Werte persistierende oder ausgeprägte schizophrene Symptomatik während der „follow-up"-Periode wiedergeben, während niedrige oder negative „Scores" das Fehlen schizophrener oder affektiver Symptome anzeigen. Es wurden dieselben sieben Variablen wie in F benutzt und dieselbe „Kriteriengruppe" schizophrener Patienten, aber die zweite „Kriteriengruppe" bestand aus 38 Patienten mit den *wenigsten* Symptomen irgendwelcher Art während der „follow-up"-Periode.
H Global outcome: Ein Regressionsscore, gewonnen durch Zuordnung aller Patienten zu einer von fünf Kategorien für den „Krankheitsausgang" (outcome categories), vom schlechtesten bis zum günstigsten. Die Regressionsgleichung benutzt fünf unabhängige Variable: time in hospital (A, siehe oben); occupational record (C, siehe oben); social involvement (D, siehe oben); clinical recovery („klinische Gesundung") und schließlich die Zahl der stationären Aufnahmen pro Jahr während der „follow-up"-Periode.

Die Beziehung zwischen den *Symptomen* der Patienten (während der „Indexaufnahme)" und einigen der genannten Indikatoren für den *Ausgang* der Krankheit (*outcome*) wird in Abb. 4 veranschaulicht. Ein Hinweis für die Existenz einer nichtlinearen Beziehung zwischen Symptomatologie und Krankheitsausgang (analog etwa zum Kurvenverlauf in Abb. 3b) findet sich *nicht*.

Abb. 4 The identification of disease entities (aus R.E. Kendell and I.F. Brockington: The identification of disease entities and the relationship between schizophrenic and affective psychoses. In: Brit.J.Psychiat., 137 [1980] 325. Mit freundlicher Genehmigung).

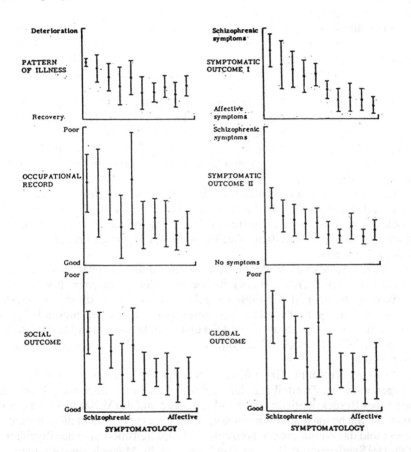

Das oben gezeigte Ergebnis kommentiert KENDELL folgendermaßen: Eine nichtlineare Beziehung zwischen Symptomatologie und „outcome" habe sich nicht finden lassen, vielmehr seien die meisten der abgebildeten Beziehungen linearer Art. Wegen der großen Standardabweichungen ließen sich allerdings in verschiedenen Fällen gar keine zuverlässigen Schlüsse aus dem Kurvenverlauf ziehen.
Es ergeben sich laut KENDELL für dieses Ergebnis drei verschiedene Erklärungen: Es könnte sein, daß man nach etwas sucht, was in Wirklichkeit gar nicht existiert,

weil man es eben mit einem System zu tun hat, in dem es keinerlei „Diskontinuitäten" in der Beziehung zwischen Symptomatologie und Krankheitsausgang gibt. Wenn dem so wäre, würde sich eine *dimensionale Klassifikation* funktioneller Psychosen eher anbieten, als die übliche *kategoriale Klassifikation*.
Zweitens sei es möglich, daß das Bild verwischt wurde durch eine Anzahl von Patienten, deren Krankheit weder in die Gruppe „Schizophrenie" noch in die Gruppe „manisch-depressive Psychose" gehöre. (LEONHARDs Standpunkt!)
Drittens hält KENDELL noch für möglich, daß die Kriterien für den Krankheitsausgang zu grob waren, und im übrigen die Patienten in der „follow-up"-Periode zu vielen zufälligen und unkalkulierbaren Einflüssen (auch therapeutischer Art) ausgesetzt waren, die den Krankheitsausgang modifizierten.
Läßt man einmal außer acht, daß KENDELL sich mehrere Erklärungsmöglichkeiten offenhält, muß man feststellen, daß sein Ergebnis das Konzept der „Einheitspsychose" (im Sinne eines nicht weiter aufteilbaren Symptomenkontinuums bei den endogenen Psychosen) favorisiert. Sein dimensionales Krankheitsverständnis wäre im übrigen nicht mit dem traditionellen, kategorialen Krankheitsverständnis kompatibel. KENDELLS Ansatz stellt also im Grunde eine Absage an jede herkömmliche Nosologie im Bereich der endogenen Psychosen dar. Der Ansatz konnte jedoch unter der Rubrik „Einheitspsychose" abgehandelt werden, da mit dem Konzept der „Einheitspsychose" ja gewissermaßen die „Nullhypothese" im Bezug auf die Möglichkeit weiterer nosologischer Unterteilungen im Bereich endogener Psychose formuliert ist.
KENDELLS Ansatz wird weiter unten (im Kapitel über „schizoaffektive Psychosen") nochmals aufgegriffen. Es geht dabei um den Versuch, innerhalb der Gruppe der schizoaffektiven Psychosen „Diskontinuitäten" anhand der hier beschriebenen Methode nachzuweisen und damit die Annahme der Heterogenität dieser Krankheitsbilder zu stützen.
Die Ergebnisse KENDELLS stellen in besonderem Maße das jetzt abzuhandelnde „Zweiteilungsprinzip" (KRAEPELIN) im Bereich der endogenen Psychosen in Frage. Weniger berührt ist von diesen Ergebnissen die differenzierte LEONHARDsche Nosologie, der ja fünf verschiedene nosologische Einheiten zugrunde liegen: bei Annahme von mehr als zwei zur Diskussion stehenden Krankheitseinheiten wird wahrscheinlich KENDELLS Methodik in der vorgestellten Form gar nicht mehr anwendbar sein!
Wenn aber – wie KENDELLS Ergebnisse suggerieren – nicht einmal die von KRAEPELIN vorgenommene Zweiteilung der funktionellen bzw. endogenen Psychosen valide ist (bei Berücksichtigung der Syndromebene *und* des Verlaufes) wird eigentlich auch die Suche nach anderen nosologischen Unterteilungen in diesem Bereich entmutigt und das dominierende konzeptuale Krankheitsmodell in der Psychiatrie, SYDENHAMS Syndrommodell, generell in Frage gestellt. Mangels eines ätiopathogenetischen Basiswissens ist ja die klinische Diagnostik wie auch die nosologische Systematik nach wie vor und wesentlich auf die „Syndromebene" angewiesen; ein gänzlicher Verzicht auf die „Syndromebene" würde die Psychiatrie sozusagen ihres Substrates berauben.
Nun bleibt sich aber auch KENDELL der Tatsache bewußt, daß es für seine Ergebnisse auch andere Erklärungsmöglichkeiten gibt und daß die Negierung der Existenz kategorialer Untergruppen im Bereich funktioneller Psychosen nur eine die-

ser Alternativen darstellt. KENDELL unterstellt selbst die Möglichkeit, daß eine dritte Krankheitsgruppe die hypothetische Grenze („point of rarity") zwischen den „affektiven" und den „schizophrenen" Psychosen verwischt haben könnte (beispielsweise LEONHARDs „zykloide Psychosen" oder die sog. „schizoaffektiven Psychosen").

Aber auch bezogen auf KRAEPELINs „Zweiteilungsprinzip" ist KENDELLs Postulat eines „point of rarity" nicht unbedingt stichhaltig: wie nämlich FLEISS (1972) betonte, könnte die (von KENDELL gefundene) unimodale Verteilung dennoch zwei unabhängige Patientenpopulationen mit einem gewissen Ausmaß an „Überlappung" auf der Symptomebene repräsentieren, was wiederum mit KRAEPELINs Konzept (MDE versus dementia praecox) durchaus in Einklang zu bringen wäre. Das Problem läßt sich vielleicht am besten anhand zweier Krankheitsgruppen LEONHARDs, der „zykloiden Psychosen" und der „unsystematischen Schizophrenien", veranschaulichen: beide Krankheitsgruppen teilen einen Großteil ihrer (vielgestaltigen, bipolaren) Symptomatologie und sogar ihres Verlaufes (zyklisch, remittierend). Der Unterschied besteht aber im Erbbild und in der Tatsache, daß die „unsystematischen Schizophrenien" *potentiell* in einen Defektzustand ausmünden können, während die „zykloiden Psychosen" *obligatorisch* zu einer Remission führen. Die Verwandtschaft der Krankheitsbilder ist oberflächlich und beschränkt sich auf die genannten Ähnlichkeiten. LEONHARD bezeichnet daher die „unsystematischen Schizophrenien" als die „bösartigen Verwandten" der „zykloiden Psychosen", hält aber eine innere (ätiopathogenetische) Verwandtschaft für ausgeschlossen.

Anhand dieses Beispiels wird deutlich, daß ein Verfahren, welches die Syndromebene mit dem Verlauf in Beziehung setzt, unter Umständen nicht zwischen zwei separaten nosologischen Einheiten separieren kann und daß Überlappungen (die „Grauzone" in KENDELLs Diktion) auf der Symptom- und Syndromebene häufig vorkommen und auch im Bereich anderer von ihm verwendeter Variablen (z. B. „outcome") eine beträchtliche Rolle spielen.

Etwas überspitzt könnte man formulieren, daß das von KENDELL geforderte „weiß" und „schwarz", das seiner Ansicht nach aus methodischen Gründen quantitativ gegenüber dem „grau" überwiegen muß, eine Fiktion bzw. Idealforderung darstellt, weil ein fast ubiquitäres „grau" die klinische Wirklichkeit bestimmt. Man könnte sich damit abfinden, diese Tatsache zu akzeptieren und bei den vieldeutigen Syndromen und Verläufen nicht weiter zu differenzieren, wenn nicht – wie es heute der Fall ist – *Behandlungsalternativen* den Kliniker zu einer Stellungnahme zwingen würden.

Abschließend soll an dieser Stelle noch ein Beispiel dafür angeführt werden, daß sich auch mit modernen statistischen Methoden durchaus Argumente für die Validität und Brauchbarkeit der KRAEPELINschen „Zweiteilung" finden lassen:

ZERSSEN (1985) wies darauf hin, daß sich Syndrome (aufgefaßt als „typische" Symptomkombinationen) auf verschiedenen Komplexitätsstufen erfassen lassen und zwar sowohl intuitiv und aus klinischer Sicht, als auch objektiv durch „Faktorenanalyse" oder „Clusteranalyse", also mit statistischen Methoden.

Einer Sequenz psychopathologischer „Einheiten" mit zunehmender Komplexität (von Elementarsymptomen über Syndrome niederer Ordnung und Syndrome höherer Ordnung bis hin zur nosologischen Ebene) ordnete er verschiedene Komplexitätsstufen operationalisierter statistischer Erfassung zu (siehe Tab. 4).

Tabelle 4

Levels of psychopathological „entities" (aus D. von Zerssen: Psychiatric syndromes from a clinical and a bio-statistical point of view. In: Psychopathology 18 [1985] 88-97, Mit freundlicher Genehmigung).

Number of entities	Level	Examples of operationalized assessment	Number of entities
150–200	diseases/disorders	DIS/DSM-III-diagnoses	19–23
5–10	higher order level syndroms	secondary factors	4–5
30–40	lower order level syndroms	primary factors	10–14
150–200	elementary symtoms	IMPS items	75–90

DIS Diagnostic Interview Schedule
DSM-III-Diagnostic and Statistical Manual of Mental Disorders, 3rd edition

Beispielsweise repräsentieren die mit Hilfe psychiatrischer Ratingskalen gewonnenen „Primärfaktoren" Syndrome niedriger Komplexität (siehe Tabelle 5).

Tabelle 5

Clinical syndromes according to primary IMPS factors

Factor	Code	Corresponding clinical syndrome
Excitement	EXC	manic-euphoric
Hostile belligerence	HOS	manic-dysphoric
Paranoid projection	PAR	paranoid
Grandiose expansiveness	GRN	megalomanic
Perceptual distortion	PCP	hallucinatory
Anxious depression	ANX	depressive
Retardation and apathy	RTD	apathetic
Disorientation	DIS	organic
Motor disturbances	MTR	catatonic
Conceptal disorganization	CNP	confusional
Impaired functioning	IMP	state of exhaustion
Obsessive-phobic	OBS	phobic-obsessional

Quelle: ZERSSEN (1985)

Superfaktoren (höchste Ebene) werden mit Hilfe einer Interkorrelationsmatrix (wiederum unter Verwendung von „Primärfaktoren" für Psychopathologie) herausgefiltert.

Eine Analyse der Hauptkomponenten von 12 multidimensionalen psychiatrischen Skalenfaktoren für stationäre Patienten, die die psychopathologischen Zustandsbilder, die 1080 Patienten bei der stationären Aufnahme boten, repräsentieren, ergaben zwei hochkomplexe „endogenomorphe" Syndrome von schizophrener Symptomatologie auf der einen Seite und manisch-depressiver Symptomatologie auf der anderen Seite („Zwei-Faktoren-Ergebnis") (siehe Tab. 6).

Tabelle 6

Secondary factors of the IMPS in 1.080 psychotic inpatients: orthogonal rotation of 2 factors

Variables	Code	Factor 1	Factor 2	h^2
Excitement	EXC	0,31	**−0,68**	0,56
Hostile belligerence	HOS	**0,46**	**−0,44**	0,40
Paranoid projection	PAR	**0,69**	−0,01	0,47
Grandiose expansiveness	GRN	0,35	**−0,48**	0,35
Perceptual distortion	PCP	**0,68**	0,13	0,48
Anxious depression	ANX	0,06	**0,76**	0,57
Retardation and apathy	RTD	0,26	**0,52**	0,33
Disorientation	DIS	0,26	−0,08	0,08
Motor disturbances	MTR	**0,68**	−0,17	0,48
Conceptual disorganization	CNP	**0,63**	−0,38	0,54
Impaired functioning	IMP	−0,12	**0,69**	0,49
Obsessive-phobic	OBS	**0,56**	0,39	0,47
Total variance, %		22,35	21,17	

Factor loading ≥ 0,40 in bold face
h^2 = Communality (i.e. the sum of squared factor loadings)
Quelle: ZERSSEN (1985)

Der affektive Superfaktor hat klare bipolare Charakteristika, indem sich manische und depressive Symptomatologie gegenüberstehen.
Man könnte dieses Ergebnis als statistischen Beweis für die grundsätzliche Validität der KRAEPELINschen „Zweiteilung" im Bereich der endogenen Psychosen werten. Wie sich aus der Tab. 6 ergibt, sind an der manischen Symptomatologie im einzelnen folgende Primärfaktoren beteiligt: euphorische (EXT) und dysphorische (HOS) Erregung und Megalomanie (GRN). Auf Seiten der depressiven Symptomatologie finden sich folgende Teilfaktoren: ängstliche Depression (ANX), Funktionsbeeinträchtigung (IMP) sowie Verlangsamung/Apathie (RTD).

Der schizophrene Superfaktor setzt sich fast ausschließlich aus einer floriden schizophrenen Symptomatologie paranoider (PAR), halluzinatorischer (PCP) und katatoner (MTR) Art zusammen, des weiteren aus formalen Denkstörungen (CNP) und Dysphorie (HOS), überraschenderweise auch zwanghaft-phobischer Symptomatologie (PBS).

Die beiden genannten „Superfaktoren" erklären mehr als 40% der totalen Varianz (verglichen mit ca. 60%, die durch die anderen zehn Hauptkomponenten erklärt werden) und sie können demzufolge mit Recht als die hauptsächlichen an psychotischer Symptomatologie beteiligten Faktoren, jedenfalls was akut gestörte Patienten betrifft, bezeichnet werden.

Bei einer „Drei-Faktoren-Lösung" (siehe Tab. 7) repräsentiert der hinzukommende Faktor ein „organisches Syndrom" (mit dem am höchsten ladenden Unterfaktor "Desorientiertheit", DIS). Das bipolare, zyklothyme Achsensyndrom, also der „affektive Superfaktor", bleibt weiterhin in sehr klarer Ausprägung repräsentiert (siehe unter Faktor 1 in Tab. 7).

Bei einer „Vier-Faktoren-Lösung" (siehe Tab. 8) wird der bipolare, zyklothyme Superfaktor in einen unipolar manischen (siehe unter Faktor 1 in derselben Tafel) und einen unipolar depressiven (jetzt unter Faktor 3) aufgespalten. Da innerhalb des dadurch entstandenen Superfaktors für manische Symptomatologie die Ladung für „katatone Züge" (MTR) sowie für „formale Denkstörung" (CNP) beträchtlich ist und die Komponente „Dysphorie" (HOS) ebenfalls deutlicher ausgeprägt

Tabelle 7

Secondary factors of the IMPS in 1.080 psychotic inpatients: orthogonal rotation of 3 factors

Variables	Factor			h^2
	1	2	3	
Excitement	**-0,75**	0,15	0,04	0,58
Hostile belligerence	**-0,56**	0,39	0,01	0,47
Paranoid projection	-0,22	**0,76**	0,01	0,63
Grandiose expansiveness	**-0,56**	0,22	0,06	0,37
Perceptual distortion	-0,07	**0,72**	0,12	0,54
Anxious depression	**+0,70**	0,31	-0,07	0,59
Retardation and apathy	**+0,51**	0,08	**0,61**	0,64
Disorientation	-0,05	-0,12	**0,70**	0,50
Motor disturbances	-0,27	0,35	**0,65**	0,61
Conceptual disorganization	**-0,46**	0,25	**0,62**	0,66
Impaired functioning	**+0,67**	0,15	-0,18	0,51
Obsessive-phobic	+0,22	**0,69**	0,07	0,53
Total variance, %	23,14	17,69	14,29	

For legend see table 6

Quelle: ZERSSEN (1985)

erscheint, hält es ZERSSEN für angemessener, diesen Superfaktor nicht mehr mit „Manie", sondern allgemeiner mit „psychotischer Erregung" zu identifizieren. Zusammenfassen kann man die Ergebnisse seiner Untersuchung dahingehend, daß KRAEPELINs „Zweiteilungsprinzip" mittels biostatistischer Methoden eine eindrucksvolle Bestätigung erfährt. Der Gegensatz zu den Ergebnissen KENDELLs ist evident. ZERSSEN kommentiert sein Ergebnis selbst folgendermaßen: „Searching for the most general and thus most complex syndroms of psychotic symptomatology, the clinician will end up with two main endogenomorphic syndromes, a schizophrenic and a cyclothymic one, and, in addition, a general syndrome of organic symptomatology" (Zitat Ende, S. 95).

Wegen des geringeren Komplexitätsgrades, der die Syndromebene im Vergleich zur nosologischen Ebene auszeichnet (letztere sei nämlich durch heterogene Variablen wie Verlauf, Krankheitsausgang, Ansprechbarkeit auf Medikamente weiter kompliziert), hält ZERSSEN übrigens den syndromatologischen Ansatz für vielversprechender als den nosologischen, zumal es jetzt mit biostatistischen Methoden möglich sei, Syndrome (im Sinne typischer Symptomkombinationen) zuverlässig zu objektivieren.

Nachdem in diesem Abschnitt über das Konzept der „Einheitspsychose" zwangsläufig auch schon das Pro und Contra hinsichtlich KRAEPELINs „Zweiteilungsprinzip" zur Sprache kam (durch Gegenüberstellung der Ergebnisse KENDELLs und ZERSSENs), soll im folgenden Abschnitt auf den heuristischen Wert und die Problematik von KRAEPELINs Ansatz weiter eingegangen werden.

Tabelle 8

Secondary factors of the IMPS in 1.080 psychotic inpatients: orthogonal rotation of (4) factors with Eigenvalues $\geq$ 1.00

Variables	Factor				
	1	2	3	4	h^2
Excitement	**0,87**	-0,08	-0,17	-0,03	0,78
Hostile belligerence	**0,75**	0,18	-0,01	-0,03	0,60
Paranoid projection	0,23	**0,81**	-0,08	-0,01	0,71
Grandiose expansiveness	**0,57**	0,13	-0,22	0,02	0,39
Perceptual distortion	0,00	**0,86**	-0,11	0,12	0,76
Anxious depression	-0,17	0,08	**0,85**	-0,01	0,76
Retardation and apathy	-0,26	0,03	**0,40**	**0,65**	0,65
Disorientation	-0,08	-0,01	-0,24	**0,69**	0,54
Motor disturbances	**0,44**	0,24	-0,00	**0,62**	0,64
Conceptual disorganization	**0,58**	0,13	-0,13	**0,58**	0,70
Impaired functioning	-0,18	-0,09	**0,81**	-0,12	0,72
Obsessive-phobic	0,06	**0,61**	0,38	0,08	0,53
Total variance, %	19,55	15,91	15,46	13,79	

For legend see table 6   Quelle: ZERSSEN (1985)

2.2.2 KRAEPELINs „Zweiteilungsprinzip"

Von KRAEPELIN wurde die Unterteilung in remittierende affektive Psychosen (MDE) und eine mit Defektbildung einhergehende Gruppe („dementia praecox") geschaffen; dieses „Zweiteilungsprinzip" impliziert eine Ablehnung weiterer nosologischer Unterscheidungen. Das historische Schicksal der MDE wurde im ersten Teil der vorliegenden Arbeit bereits skizziert (siehe 1.4).

KRAEPELINs Standpunkt und die aktuelle Bedeutung seines Krankheitskonzeptes soll anhand der folgenden Thesen erörtert werden:
1. Das *Bipolaritätsphänomen* (nicht herkömmliche „Syndrome") in seinen verschiedenen Varianten konstituiert für KRAEPELIN die manisch-depressive Erkrankung (MDE) bzw. das „manisch-depressive Irresein". Relevant für die Diagnose sind weiterhin der durch häufige Rezidive geprägte phasische Verlauf mit jeweils vollständiger Remission im Intervall. Der weiten Fassung des MDE-Konzeptes korrespondiert ein restriktives Schizophrenieverständnis. Die Schizophreniediagnose („dementia praecox") entscheiden nicht irgendwelche Symptome oder charakteristische Syndrome, sondern ein mit „Defektbildung" einhergehender Verlauf; konsequenterweise werden sog. „schizophrenieverdächtige" Symptome und „Querschnittsbilder" in diagnostischer Hinsicht nicht überbewertet, wie dies in anderen Nosologien häufig geschieht. Aus den oben gegebenen Voraussetzungen des MDE-Konzeptes folgt auch, daß Bipolaritätsphänomene – zumindest affektiver Art – bei „dementia praecox" fehlen.
2. Wegen der eminenten Bedeutung der Bipolaritätsphänomene für das MDE-Konzept und seine Nosologie überhaupt hat KRAEPELIN die Interrelationen zwischen „manischen" und „depressiven" Manifestationen der Bipolarität eingehend und in allen möglichen Variationen beschrieben („Mischzustände"!). Daß dies zu einem Zeitpunkt geschah, als wirksame Therapien noch nicht existierten, ist insofern bedeutsam, weil der natürliche Verlauf affektiver Psychosen heute aus ethischen Gründen gar nicht mehr studiert werden kann und wirksame Medikamente Phänomenologie und Verlauf modifizieren. Die Grundlagenforschung ist daher in vieler Hinsicht auf die Ergebnisse aus der Vor-Psychopharmakaära bzw. der Zeit vor Einführung der Heilkrampftherapie angewiesen.
3. Obwohl KRAEPELINs „Zweiteilungsprinzip" in guter Übereinstimmung mit vielen neuen Forschungsergebnissen steht, wird seine prognoseorientierte Nosologie in Frage gestellt durch die Existenz „atypischer" Psychosen, die phänotypisch affektiven Psychosen im Sinne der oben gegebenen MDE-Definition gleichen, über weite Strecken auch einen ähnlichen Verlauf zeigen und schließlich doch in einen Defektzustand ausmünden.
4. In KRAEPELINs Nachfolge wurde teilweise versucht, die „Zweiteilung" der endogenen Psychosen am „Querschnittsbild" zu orientieren, unter Vernachlässigung der ursprünglichen KRAEPELINschen Diagnosekriterien (Bipolarität, Verlauf, Prognose); die Grenzziehung zwischen affektiven und schizophrenen Psychosen wurde dadurch mehr und mehr zum Willkürakt, je nach der Gewichtung der Symptome; de facto wurde der Bereich der affektiven Psychosen zugunsten der schizophrenen Psychosen in unzulässiger Weise eingeengt.

Bemerkung zu These 1.: Bei der Diskussion von KRAEPELINs „Zweiteilungsprinzip" muß man sich immer vor Augen halten, daß es neben einer sinnvollen Einteilung der funktionellen Psychosen ja auch um eine Abgrenzung von anderen psychiatrischen/neurologischen/internistischen Krankheitsbildern (beispielsweise organischen Hirnerkrankungen, Epilepsien usw.) ging.
Eine zwingende Notwendigkeit, außer der Zweiteilung innerhalb der funktionellen Psychosen weitere Untergliederungen vorzunehmen, ergab sich zu KRAEPELINs Zeit nicht, da eine differentielle Therapie nicht in Sicht war. Von praktischem Interesse waren lediglich der Krankheitsausgang und die Verlaufseigentümlichkeiten. Das *Bipolaritätsphänomen*, nämlich der Übergang, die „Mischung" und gegenseitige Ersetzbarkeit der affektiven („manischen" und „depressiven") Symptome, bot Gelegenheit, die MDE gegenüber den anderen, nicht endogenen psychiatrischen Krankheitsbildern sicher identifizierbar zu machen und gestattete auch – phänomenologisch wie prognostisch – eine recht zuverlässige Abgrenzung von der enggefaßten Gruppe der Defektschizophrenien („dementia praecox"), welche die durch das Bipolaritätsphänomen bezeichneten Charakteristika *nicht* aufwies. Für die genannten differentialdiagnostischen Bedürfnisse muß KRAEPELINs Einteilungsversuch als völlig ausreichend und geradezu „genial einfach" bezeichnet werden.
Manische Symptome sind in KRAEPELINs Nosologie insofern besonders relevant, da sie konstituierende Bestandteile des Bipolaritätsphänomens darstellen und im übrigen – verglichen mit den depressiven Symptomen – eine größere differentialdiagnostische Relevanz besitzen, wie im Kapitel über LEONHARDs Nosologie noch zu zeigen sein wird.
Eine logische Konsequenz des KRAEPELINschen „Zweiteilungsprinzipes", das ja für die MDE einen Alleinvertretungsanspruch im Gesamtbereich affektiver endogener Psychosen reklamiert, ist die Negierung der Existenz monopolarer affektiver Erkrankungen. Das heißt unter anderem, daß „Manie" als selbständige nosologische Einheit bei KRAEPELIN nicht repräsentiert ist. Krankheitsbilder, die den Anschein der Monopolarität erwecken, zeigen laut KRAEPELIN bei genauer Verlaufsbeobachtung auch depressive Anteile, also Spuren des Gegenpoles. Damit ist der Beweis für die Zugehörigkeit zur MDE bereits erbracht. KRAEPELIN geht aber in seiner strikten Ablehnung rein monopolarer affektiver Krankheitsbilder noch weiter: Falls sich Bipolarität zu Lebzeiten eines affektiv erkrankten Patienten nicht nachweisen ließ, argumentierte KRAEPELIN, daß der Gegenpol, hätte der Patient nur länger gelebt, doch noch irgendwann zum Vorschein gekommen wäre. Eine Wahrscheinlichkeit dafür ergab sich – statistisch betrachtet – besonders für eine „monopolare Manie" insofern als KRAEPELIN nachweisen konnte, daß die manischen Krankheitserscheinungen, ebenso wie die manisch-depressiven „Mischbilder" mit höherem Lebensalter quantitativ immer mehr zugunsten depressiver Manifestationen in den Hintergrund treten (siehe Abb. 5).
KRAEPELIN unterstützt diese Argumentation gegen monopolare Krankheitsbilder gegebenenfalls noch durch den Nachweis bipolarer Erkrankung im Sinne der MDE bzw. den Nachweis korrespondierender „Temperamente" bei Blutsverwandten der vermeintlich monopolaren Kranken. Schließlich stellte er auch die Möglichkeit einer rein phänomenologischen Differenzierung zwischen monopolaren und bipolaren Formen aufgrund eines „Querschnittsbildes" entschieden in Abrede. Der bereits früher zitierte zugehörige Absatz in seinem Lehrbuch (1913) sei an dieser

Stelle noch einmal wiederholt: „Die klinischen Bilder des manischen Anfalles aber gleichen einander vollkommen, mögen sie nun einer sogenannten periodischen Manie oder einer zirkulären Verlaufsform angehören. Es gibt keinen Irrenarzt, und kann nach meiner Überzeugung keinen geben, der imstande wäre, aus dem Zustandsbilde allein zu erkennen, ob ein gegebener manischer Anfall der einen oder anderen Gruppe von Erkrankungsformen angehört. Wenn auch die manischen Anfälle voneinander noch so stark abweichen mögen, so sagen uns doch diese Unterschiede durchaus gar nichts darüber, ob wir es mit einer periodischen Manie oder mit einem zirkulären Irresein zu tun haben." (Zitat Ende, S. 1374).

Abb. 5 Färbung der Anfälle in verschiedenen Altersstufen (nach E. Kraepelin: Psychiatrie, III Bd, Klinische Psychiatrie, II Teil, Barth, Leipzig [1913] 1356).

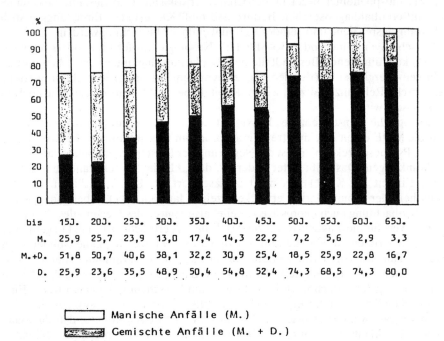

	bis 15J.	20J.	25J.	30J.	35J.	40J.	45J.	50J.	55J.	60J.	65J.
M.	25,9	25,7	23,9	13,0	17,4	14,3	22,2	7,2	5,6	2,9	3,3
M.+D.	51,8	50,7	40,6	38,1	32,2	30,9	25,4	18,5	25,9	22,8	16,7
D.	25,9	23,6	35,5	48,9	50,4	54,8	52,4	74,3	68,5	74,3	80,0

☐ Manische Anfälle (M.)
▨ Gemischte Anfälle (M. + D.)
■ Melancholische Anfälle (D.)

Zusammenfassend kann man sagen, daß KRAEPELIN das Bipolaritätsphänomen (hauptsächlich in seiner „affektiven Fassung") zur exklusiven und notwendigen Bedingung seines Konzeptes funktioneller affektiver Psychosen machte.
Er gründete damit seine Krankheitslehre im Bereich funktioneller affektiver Psychosen auf ein einziges, phänomenologisch erkennbares Prinzip gestörter Funktion, nämlich Bipolarität. Herkömmliche Syndrome bzw. Symptomverbände, die

zur Diagnostik herangezogen werden, lassen sich gewöhnlich nicht auf ein solches elementares Funktionsprinzip reduzieren.
Der nosologische Alleinvertretungsanspruch von KRAEPELINs MDE, der ja eine Absage an kategoriale Unterteilungen innerhalb des Bereiches funktioneller affektiver Psychosen beinhaltet, ähnelt eigentlich in frappierender Weise dem dimensionalen Ansatz, den KENDELL für die Gesamtheit der affektiven *und* schizophrenen Psychosen in Anwendung zu bringen sucht (siehe 2.2.1).
KRAEPELINs Ansatz impliziert auch die Annahme, daß Schizophrenie (dementia praecox) und affektive funktionelle Psychosen phänomenologisch (im strengen Sinne des Wortes) und auch pathophysiologisch nichts miteinander zu tun haben, weil das Bipolaritätsphänomen bei den „dementia praecox"-Fällen nicht auftritt. Man hat es also wahrscheinlich – wie auch aus der unterschiedlichen Prognose und den Verlaufscharakteristika ersichtlich – mit völlig verschiedenen Krankheitsprozessen zu tun, wobei im einen Falle obligat reversible Funktionsanomalien, im anderen Falle progredient-irreversible Funktionsbeeinträchtigungen angenommen werden müssen.
Dieser aus anderen medizinischen Sparten geläufige Gegensatz läßt sich also auch im Bereich der Psychiatrie zur Anwendung bringen – ein starker Anhaltspunkt für die wesentlich biologische und pathophysiologische Verankerung der Krankheitsprozesse im Bereich der endogenen (funktionellen) Psychosen. Hier wäre noch anzumerken, daß ein mit progredient-irreversiblen Funktionsstörungen einhergehender Krankheitsprozeß eigentlich nicht mehr funktionellen Erkrankungen subsumierbar ist.

Bemerkung zu These 2.: Daß sich das Bipolaritätsphänomen auch auf andere als rein affektive „Nenner" bringen läßt, gekennzeichnet beispielsweise durch Gegensatzpaare wie Hemmung/Erregung oder Akinese/Hyperkinese war für KRAEPELIN selbstverständlich. Als ein weiterer Aspekt des Bipolaritätsphänomens wurde von KRAEPELIN auch herausgearbeitet (insbesondere durch Beschreibung der manisch-depressiven „Mischzustände"), daß sich Teilaspekte beider Polaritäten ohne weiteres mit gegenpoligen Aspekten *frei kombinieren* können.
Das heißt u. a. auch, daß die meisten Teilkomponenten manischer Syndrome ebenfalls unabhängig voneinander frei kombinierbar sind. Der klinische Beweis für diese Annahme ist die Existenz der verschiedenen „Mischzustände", die KRAEPELIN beschreibt, sowie die Existenz von „manischen" (und „depressiven") „Teilzuständen", auf die LEONHARD aufmerksam machte.
Paradox anmutende „Mischbilder" wie „manischer Stupor", *„depressive* (ängstliche) Manie", „unproduktive (gedankenarme) Manie" und ähnliche „Begriffsungeheuer" geben jedoch Anlaß zu der folgenden Überlegung:
Erstens wird durch derartige klinische Erscheinungsbilder funktioneller Psychosen eine Diagnostik, die auf Syndromen, also charakteristischen Symptomkombinationen, beruht, quasi ad absurdum geführt, weil dadurch bewiesen wird, daß Syndrome keineswegs „Einheiten" darstellen, sondern aus heterogenen Teilkomponenten bestehen, die eine Verbindung eingehen *können* aber *nicht müssen*.
Man könnte daraus die Konsequenz ziehen und die diagnostisch relevanten „affektiven" Syndrome um die Zahl der theoretisch möglichen oder klinisch beobachtbaren paradoxen Kombinationen erweitern und damit zugeben, daß die „typischen"

manischen und depressiven Syndrome nur einen Teilaspekt der Wirklichkeit wiedergeben. Wie der Begriff „depressive Manie" (ebenso unlogisch wie der Terminus „depressio sine depressione") zeigt, ist das mit den „paradoxen" Syndromen verbundene nomenklatorische Dilemma erheblich.
Weiter fragt man sich natürlich, ob diese „paradoxen" Syndrome nicht etwas *qualitativ* anderes bedeuten als die „typischen" affektiven Syndrome. Zu diesem Zweck ist es nützlich, die *heterogene* Zusammensetzung sowohl der „typischen" wie der „paradoxen" affektiven Syndrome näher zu untersuchen.
Geht man dabei von einem Modell psychischer *Subsysteme*, der sich die klinisch beobachtbare Phänomenologie zuordnen läßt, aus, so lassen sich – in Anlehnung an die psychiatrische Tradition – folgende Subsysteme identifizieren: *Stimmung; Denken (inhaltlich); Denken (formal); Sprechen; Sprache; (Psycho)-Motorik; Antrieb; Interaktion.*
Das *Bipolaritätsphänomen* läßt sich bei jedem dieser Subsysteme mittels eines Gegensatzpaares veranschaulichen (mit Ausnahme der Sprachebene). Daraus resultiert die folgende vorläufige Aufstellung (Tab. 9):
Man erkennt anhand der obigen Aufstellung leicht, daß sowohl die Bestandteile der „typischen" wie auch der „paradoxen" affektiven Syndrome jeweils verschiedenen der aufgeführten Subsysteme angehören. Der Unterschied besteht darin, daß die „paradoxen" Syndrome *gegensätzliche Polaritäten aus verschiedenen Subsystemen* beinhalten, während die „typischen" Syndrome durch *gleichgerichtete Polaritäten* gekennzeichnet sind.
Beispiel: das „typische" manische Grundsyndrom repräsentiert den „Pluspol" der folgenden psychischen „Subsysteme": *Stimmung, Denken (formal/inhaltlich), Interaktion*. Die zugehörigen Symptome sind: Euphorie (=gehobene Stimmung), sprunghaftes Denken, Größenideen und Vielgeschäftigkeit.
Im Falle des „typischen" affektiven Syndroms zeigen im Prinzip *alle Subsysteme gleichsinnige Polarität*; auch die quantitative Ausprägung der Symptome, soweit man dies überhaupt vergleichen kann, scheint ähnlich zu sein. Bei den „paradoxen" Syndromen sind die Polaritäten in den verschiedenen Subsystemen durchaus nicht gleichgerichtet.
Die *Vielgestaltigkeit* sowohl der MDE KRAEPELINs, der „manisch-depressiven Krankheit" (LEONHARD), der „zykloiden Psychosen" (LEONHARD) und auch der „unsystematischen Schizophrenien" (LEONHARD) beruht im wesentlichen auf der *Desynchronisation* der verschiedenen psychischen Subsysteme, die ihrerseits eine einheitliche Funktionsstörung (bipolares Oszillieren) aufweisen.
Es ist sehr bedeutsam, daß diese beiden Funktionsanomalien (Bipolarität in allen Subsystemen und potentielle Desynchronisation der bipolaren Schwingungen der Subsysteme) grundsätzlich *reversible* Störungen psychischer Funktionen darstellen. Da diese Störungen aber auch bei den „unsystematischen Schizophrenien" LEONHARDs vorkommen, muß man fordern, daß bei diesen Erkrankungen, noch etwas qualitativ anderes hinzukommen muß, das den ungünstigen Ausgang mit „Defektbildung" erklärt. Diese Frage soll bei der Darstellung von LEONHARDs nosologischem System weiter unten (2.2.4) erörtert werden.
Bezogen auf Manifestationen des Bipolaritätsphänomens *innerhalb* eines einzelnen psychischen „Subsystems" (z. B. Stimmungsebene) stellt sich die wichtige Frage, was bei „Kombination" zweier gegensätzlicher Polaritäten (z. B. manisch mit

Tabelle 9

Bipolaritätsschema für verschiedene psychische Subsysteme.

Nach: SCHIWY, W.: Funktionspathologie endogener Psychosen. In: Psychiat. Neurol. med. Psychol., Leipzig 39 (1987) 7, S. 400

SUBSYSTEM	PLUSPOL	MINUSPOL
STIMMUNG	„manisch" (besser: euphorisch)	„depressiv"
DENKEN (inhaltlich)	Größenideen als Ausdruck gesteigerten Selbstbewußtseins; Extrem: Größenwahn	Ausdruck verminderten Selbstbewußtseins bis hin zum „Selbstverlust": nihilistischer Wahn
DENKEN (formal)	aufgelockert, ideenflüchtig, inkohärent	gedankenarm, Denkhemmung
SPRECHEN	beschleunigt, Rededrang, Logorrhoe	verlangsamt, Mutismus
	Klangassoziationen	
SPRACHE	desintegriert?	desintegriert?
	(Kriterien für „plus" und „minus" sind unklar)	
(Psycho)-MOTORIK	Reichtum an Ausdrucksbewegungen	Akinese/„Stupor"
ANTRIEB (Initiative, „Wille")	Erregung	Hemmung/„Stupor"
INTERAKTION (Kontaktverhalten)	Beschäftigungsunruhe: überaktiv, kontaktsuchend	zurückgezogen, Kontakte vermeidend

depressiv) eigentlich phänomenologisch resultiert. Gleiche Quantitäten auf beiden Seiten vorausgesetzt, müßte man eigentlich eine *Rückkehr zu affektiver Normotonie* erwarten, mit Verschwinden *beider* pathologischer Färbungen der Stimmung (sowohl der manischen wie der depressiven).

Das Bipolaritätsphänomen scheint ja im wesentlichen darauf zu beruhen, daß neue und in gesunden Zuständen nicht vorkommende Qualitäten (Polaritäten) entstehen, wobei in sehr unterschiedlicher Frequenz durch einen „Umschaltvorgang" (switch process) Wechsel der Polarität zustandekommen. Es könnte sich dabei um die „Entmischung" zweier (hypothetischer) polarer Komponenten des normalen Stimmungstonus handeln. Erst mit der Remission wird diese Entmischung rückgängig gemacht. Im Falle der Stimmungsebene würde durch die wieder einsetzende „Legierung" depressiver mit manischer Stimmung eine Neutralisierung der beiden pathologischen Stimmungskomponenten erfolgen und ein affektiver Normotonus wiederhergestellt.

Die „Legierung" der polaren Zustände würde auch im Bereich der anderen psychischen Subsysteme die Rückkehr zur Norm bewerkstelligen.

Wenn diese Überlegung richtig ist, läßt sich die im Bipolaritätsphänomen zum Ausdruck kommende „Funktionspathologie" noch weiter konkretisieren: Es kommt bei diesen Vorgängen zu einer *Entmischung* ansonsten untrennbar miteinander verbundener polarer Qualitäten. Phänomenologisch ist dieser Vorgang bei den bipolaren Phänomenen obligat *mit der polaren Betonung einer Qualität und dem Verschwinden der anderen Qualität* verbunden.

Ein phänomenologisch nachweisbares synchrones „gemischtes" Auftreten b e i d e r polarer Qualitäten ein und desselben psychischen Subsystems hat also mit Bipolarität im hier definierten Sinne nichts mehr zu tun.

Daß derartige Phänomene nicht bei affektiven Erkrankungen, jedoch *obligat* bei bestimmten Schizophrenien, nämlich den „unsystematischen Schizophrenien" LEONHARDs auftreten, ist von eminenter theoretischer und praktischer Bedeutung! Aus KRAEPELINs Beschreibung der „Mischzustände", ebenso aus LEONHARDs Konzept affektiver „Teilzustände" geht dieser wichtige Unterschied nicht unmittelbar hervor, da nicht beachtet wird, daß jeweils *verschiedene* psychische Subsysteme am Zustandekommen derartiger Zustände beteiligt sind.

Das Problem soll nochmals am Beispiel eines KRAEPELINschen „Mischzustandes" verdeutlicht werden: KRAEPELINs „zornige Manie" stellt nach dessen Meinung eine „Mischung aus gesteigertem Selbstgefühl mit *Unluststimmungen*" dar. Diese zornige Gereiztheit wird von LEONHARD zur Unterscheidung zwischen monopolarer „reiner Manie" und bipolarer „manisch-depressiver Krankheit" herangezogen: „Bei Manisch-Depressiven geht die Euphorie vielfach in eine *Gereiztheit* über. Auch der rein Manische kann gereizt werden, wenn er auf Widerstand stößt, aber mehr im Sinne von Reaktionen des Augenblicks. Eine Gereiztheit als wesentlicher Bestandteil der Grundstimmung enthält einen depressiven Anteil und kommt bei der reinen Manie nicht vor, während sie bei Manien der manisch-depressiven Krankheit häufig ist." (Zitat Ende)

Wenn man davon ausgeht, das sowohl KRAEPELIN wie LEONHARD richtige Konsequenzen aus dem Phänomen zorniger oder gereizter „Manie" ziehen, muß man zunächst darauf hinweisen, daß die Bezeichnung „Manie" bei Vorliegen von *Unlust-*

stimmungen eigentlich fehl am Platze ist und man richtigerweise von „gereizter Depression" sprechen müßte.
Die zweite Mischungskomponente KRAEPELINs, nämlich „gesteigertes Selbstgefühl" kann aber logischerweise *nicht* Resultat *gehobener* Stimmung sein, da KRAEPELIN ja *Unluststimmungen* annimmt (siehe oben).
Der Widerspruch läßt sich u. E. nur lösen, wenn man annimmt, daß „gesteigertes Selbstgefühl" nicht auf der Stimmungsebene, sondern auf der Denkebene (und zwar als polare Qualität, siehe unser Schema) repräsentiert ist. Wir haben es also hier wieder mit einem „paradoxen Syndrom" mit Desynchronisierung bipolarer Funktionsstörung zu tun, weil auf der Denkebene der Pluspol, auf der Stimmungsebene der Minuspol prävaliert. Die Resultante, „zornige Gereiztheit", ist also nicht Mischung gehobener *und* depressiver Stimmungsauslenkung, sondern Ausdruck der Desynchronisation von Polaritäten verschiedener psychischer Funktionsbereiche bzw. Subsysteme. LEONHARD ist dabei durchaus im Recht, wenn er diese komplexe „Gereiztheit" bereits als Beweis für Bipolarität ansieht.
Der weiter oben zitierte KRAEPELINsche „Glaubenssatz", niemand könne im „Querschnittsbild" eine monopolare von einer bipolaren Manie unterscheiden, wäre damit – bei Zutreffen unserer Argumentation – als *widerlegt* anzusehen. Die besondere Ironie der hier geschilderten Verhältnisse liegt natürlich darin, daß bei dem geschilderten Syndrom keineswegs eine „manische", sondern eben eine „depressive" Verstimmung zugrundeliegt! Man sieht daran auch, wie unpräzise die Nomenklatur in solchen Fällen wird. Strenggenommen wäre folgende Konsequenz daraus zu ziehen: *Bei den bipolaren Krankheitsbildern sind die Termini „manisch" und „depressiv" unbrauchbar, weil mißverständlich.* Man sollte vielmehr von einer „Pluspolarität" bzw „Minuspolarität" im Subsystem „Stimmung" sprechen.
Sinnvoll wäre die weitere Verwendung der Begriffe dagegen bei denjenigen monopolaren affektiven Krankheitsbildern, bei denen durchgängig (obligat) alle Subsysteme gleichsinnig (eben monopolar!) erfaßt sind: „reine Manie" und „reine Melancholie" (in LEONHARDs Diktion).
Daß die übrigen „monopolaren" Krankheitsbilder LEONHARDs, nämlich die „reinen Depressionen" und die „reinen Euphorien" wiederum eine ganz anders geartete „Monopolarität" widerspiegeln und LEONHARDs Differenzierung monopolarer Formen gerechtfertigt erscheint, soll im Kapitel über LEONHARDs „Aufteilung der endogenen Psychosen" gezeigt werden.
Anhand unseres Bipolaritätsschemas ist jedenfalls ohne weiteres ersichtlich, daß beispielsweise „gehetze Depression" (LEONHARD) oder „unproduktive Euphorie" (LEONHARD) sowohl Qualitäten des „Pluspoles" als auch des „Minuspoles" enthalten (bei durchaus eintönigem, teilweise chronischem Verlauf!).
Der KRAEPELINsche terminus „depressive Manie" erscheint hingegen nicht nur unlogisch, sondern auch unter funktionellen Gesichtspunkten als unangemessen, da bei den „affektiven" Psychosen manische und depressive Verstimmung nur in – durchaus auch rascher – Sukzession auftreten, nicht aber *simultan* (im Sinne eines „Doppelaffektes"). Letzteres ist nämlich u. E. Ausdruck *schizophrener* Funktionspathologie.
Daraus ist zu schließen, daß KRAEPELIN dieses Unterscheidungskriterium nicht geläufig war. Wenn auch LEONHARD das genannte Kriterium nicht expressis verbis nennt, ergibt es sich doch aus der formalen Analyse seiner Syndrombeschreibungen

und liegt – mehr oder weniger unausgesprochen – seiner „Aufteilung der endogenen Psychosen" zugrunde.
Der Gegensatz zwischen Bipolaritätsphänomenen und Simultanphänomenen ist u. E. deshalb von zentraler Bedeutung, weil damit eine *exakte Grenzziehung* zwischen affektiven und schizophrenen Psychosen in einem Grenzgebiet möglich wird, wo alle anderen phänomenologischen Kriterien, nämlich Verlauf, Syndromebene und sogar affektive Bipolarität für sich allein genommen, differentialdiagnostisch und für die Einschätzung der Prognose keine verwertbaren Anhaltspunkte liefern.
Die KRAEPELINsche Lösung des Grenzziehungsproblems bestand einfach in weiterer Verlaufsbeobachtung: man hatte abzuwarten, ob ein irreversibler Defektzustand eintrat oder nicht. Für die enggefaßte „dementia praecox"-Gruppe (analog etwa LEONHARDs *systematischen* Schizophrenien) ist gegen dieses Vorgehen auch nichts einzuwenden, da hier die Defektentwicklung meist in einem sehr frühen Verlaufsstadium erkennbar wird und Remissionen zu den Ausnahmen gehören.
Bezogen auf die sogenannten „schizoaffektiven" Psychosen versagen jedoch *beide* differentialdiagnostischen Kriterien KRAEPELINs, nämlich sowohl das „Defektkriterium" wie auch das „Kriterium der affektiven Bipolarität". Ein Defekt entwickelt sich nämlich bei diesen Krankheitsbildern häufig erst nach längerem Verlauf oder wird mangels geringer Ausprägung nicht erkannt; bis zur Sicherstellung eines Defektes sind die dem schizophrenen Formenkreis zuzurechnenden schizoaffektiven Psychosen aber in Phänomenologie und Verlauf nicht sicher unterscheidbar von remittierenden schizoaffektiven Psychosen (den „zykloiden Psychosen" LEONHARDs). Auf diese Schwachstelle der ansonsten recht folgerichtigen KRAEPELINschen „Zweiteilung" wird unten noch näher einzugehen sein (siehe 2.2.3).

Bemerkung zu den Thesen 3 und 4 (siehe oben S. 48):
Die Schwierigkeit, sogenannte „schizoaffektive" Psychosen unter Verwendung von KRAEPELINs diagnostischen Kriterien zweifelsfrei entweder der Schizophrenie oder den affektiven Psychosen zuzuordnen, bestand, wie oben bereits ausgeführt wurde, darin, daß weder das „affektive Kriterium" (Bipolarität) noch das „schizophrene Kriterium" (Defektentwicklung) dem mit einem gegebenen „schizoaffektiven" Querschnittsbild konfrontierten Kliniker eine differentialdiagnostische Stellungnahme ermöglichen. Für ein an der Diagnose orientiertes spezifisches therapeutisches Vorgehen fehlen daher jegliche Anhaltspunkte. Die endgültige Entscheidung, ob ein schizoaffektives Krankheitsbild nun als „schizophren" oder aber als „affektiv" aufzufassen sei, muß demzufolge solange in der Schwebe bleiben, bis der weitere Verlauf unter Umständen Anhaltspunkte liefert (z. B. wenn eine Defektentwicklung zweifelsfrei nachweisbar wird).
Mangels therapeutischer Alternativen konnte sich KRAEPELIN noch mit einem Abwarten des weiteren Verlaufes vor einer endgültigen diagnostischen Stellungnahme begnügen; heutzutage ist der Kliniker jedoch aufgefordert, sofort eine spezifische Behandlung einzuleiten: sollte es sich nämlich wesentlich um eine schizophrene Erkrankung handeln, wären Neuroleptika indiziert; bei einer affektiven bipolaren Erkrankung stellt dagegen Lithium das Mittel der Wahl dar. Wendet man dagegen fälschlicherweise bei einer affektiven Erkrankung Neuroleptika an, womöglich noch mit der Intention einer „Rezidivprophylaxe", so verschlechtert dies die Situation des Patienten; analoges wird für die Lithiumbehandlung schizo-

phrener Patienten berichtet (Induktion von Zuständen toxischer Konfusion bzw. Delirien). LEONHARD schneidet dieses Problem bereits in der Einleitung seiner „Aufteilung der endogenen Psychosen" an (1980):
„Auch die Therapie wird sich völlig verschieden orientieren, je nachdem, ob es sich um Psychosen handelt, bei denen eine spontane Heilung vorausgesagt werden kann, oder um Psychosen, bei denen ein Defekt droht, wenn man nicht therapeutisch eingreift. Ich sehe heute leider sehr viele zykloide Psychosen, die durch eine Dauermedikation in einem toxisch-krankhaften Zustand gehalten werden, während sie ohne diese Medikation völlig gesund wären. Wenn man mit der Dauermedikation das Auftreten weiterer Phasen verhüten könnte, wäre sie auch in solchen Fällen gerechtfertigt, aber das ist ja leider nicht der Fall. So hält man Patienten, die zwischendurch, oft für lange Zeit, manchmal auch für immer gesund wären, in einem toxischen Dauerzustand, der nicht selten mit schweren extrapyramidalen Störungen einhergeht. Wo ich konnte, befreite ich Kranke mit zykloiden Psychosen, die endogen geheilt waren, von ihrer toxischen Krankheit. –Zur Frage der Prophylaxe durch Lithium soll damit nicht Stellung genommen werden." (Zitat Ende S. 3).
Zunächst spielte ein extrem weitgefaßtes und unklar begrenztes Schizophreniekonzept eine Rolle, als deren geistige Väter in erster Linie E. BLEULER und S. FREUD (Psychoanalyse) anzusehen sind. Insbesondere in den USA kam es zu einer grotesken Expansion des nosologischen Konzeptes „Schizophrenie" bei gleichzeitiger fortschreitender Elimination von KRAEPELINs MDE-Konzept (siehe in Teil 1). Der Paradigmenwechsel von KRAEPELIN zu BLEULERs und FREUDs Ansichten setzte zwischen den Weltkriegen ein und hatte wohl auch weltanschauliche (um nicht zu sagen politische) Hintergründe. Besonders in politischen Krisenzeiten ist es unter Umständen ganz und gar nicht gleichgültig, welche Nationalität ein maßgebender Wissenschaftler hat. So war es keineswegs belanglos, daß KRAEPELIN in Deutschland lehrte, und zwar an einem „Kaiser-Wilhelm-Institut", während FREUD als Jude zur Emigration gezwungen wurde und daß schließlich BLEULER mit der neutralen Schweiz identifiziert wurde.
Wie dem auch sei: KRAEPELINs „Zweiteilungsprinzip", seine differentialdiagnostischen Kriterien und seine Krankheitseinheiten (dementia praecox und MDE) wurden damals de facto aufgegeben, ohne daß man sie unter rein wissenschaftlichen Gesichtspunkten widerlegt hätte.
Im übrigen scheint auch die jahrelange Vernachlässigung der LEONHARDschen Positionen in ähnlicher Weise, wie oben angedeutet, irrational determiniert.
Die Expansion des Schizophreniekonzeptes war mangels konkurrierender Konzepte im Bereich der endogenen Psychosen sehr ausgeprägt. Ein solcher Vorgang wird anschaulich von JASPERS (1920) beschrieben, dessen ursprüngliche Kritik sich allerdings gegen KRAEPELINs Krankheitskonzepte richtete. Wenn JASPERS aber schon KRAEPELINs "dementia-praecox-Konzept" als zu weit gefaßt und unklar begrenzt ablehnte, um wieviel mehr trifft seine Kritik dann auf ein weitgefaßtes Schizophreniekonzept im Sinne BLEULERs und FREUDs zu: „Wie die Wellenkreise auf der Wasseroberfläche, durch Regentropfen in Bewegung gesetzt, zunächst klein und deutlich sind, dann immer größer werden, sich verschlingen und zerfließen, so tauchen von Zeit zu Zeit Krankheiten in der Psychiatrie auf, die immer mehr wachsen, bis sie an ihrer eigenen Größe zugrunde gehen. Die Monomanienlehre ESQUIROLS, die Paranoia der 80er Jahre, die Amentia MEYNERTS waren solche Kreise. Aus

der relativ klaren Hebephrenie und Katatonie ist die grenzenlose Dementia praecox, aus dem zirkulären Irresein das grenzenlose manisch-depressive Irresein geworden." (Zitat Ende, JASPERS, Allg. Psychopathologie, 9. Aufl. 1973, S. 475).

Ironischerweise lieferte nun JASPERS selbst mit seinen als „Schichtenregel" bekanntgewordenen Theorem eine wesentliche Basis für ein Ausufern des Schizophreniekonzeptes. Der „Schichtenregel" zufolge sind nämlich die schizophrenen Symptome den affektiven Symptomen in diagnostischer Hinsicht grundsätzlich hierarchisch übergeordnet. Bei konsequenter Anwendung dieser Regel müssen endogene Psychosen, wenn sie nur *irgendwann* in ihrem Verlauf schizophrene Charakteristika zeigen, als Schizophrenie diagnostiziert werden, und die Diagnose wird auch dann beibehalten, wenn im weiteren Verlauf die affektiven Symptome prävalieren.

Bezogen auf ein „schizo-affektives Querschnittsbild" wäre die diagnostische Entscheidung für die Verfechter der „Schichtenregel" also klar: die sogenannten schizoaffektiven Psychosen müßten obligat als Schizophrenien aufgefaßt werden.

Aufgrund neuerer Ergebnisse hinsichtlich genetischer Verhältnisse bzw. familiärem Belastungsmuster, Verlauf und Krankheitsausgang sowie Ansprechbarkeit auf Medikamente, kann diese Extremposition bezüglich der schizoaffektiven Psychosen aber nicht mehr aufrechterhalten werden, und alles scheint dafür zu sprechen, daß es sich um eine heterogen zusammengesetzte Gruppe handelt. Der Grundtenor der „Schichtenregel" („eine Spur Schizophrenie *ist* Schizophrenie") findet sich nichtsdestoweniger noch bei vielen neueren Versuchen, das differentialdiagnostische Dilemma bei den schizoaffektiven Psychosen zu lösen. Dies wird am Beispiel des sogenannten „stimmungsinkongruenten Wahns" im folgenden Kapitel noch zu zeigen sein.

2.2.3. Das Problem der schizoaffektiven Psychosen

Das Problem der schizoaffektiven Psychosen steht im Zentrum aller Diskussionen um die Nosologie der endogenen Psychosen; es ist unter anderem ein Definitionsproblem.

Bereits aus der Benennung wird ersichtlich, daß es sich um eine Kombination von „schizophrener" und „affektiver" Symptomatik handelt. Es ist nicht ohne weiteres klar, ob es sich dabei um simultane oder sukzessive Erscheinungen handeln soll; im Bezug auf die „affektive" Komponente wurde früher leider auch selten zwischen manischen und depressiven Phänomenen unterschieden.

Besonders weit gehen die Meinungen darüber auseinander, was eigentlich „schizophrene" bzw. schizophrenieverdächtige Symptome sind.

Das KRAEPELINsche Modell ist offensichtlich bei der Beurteilung eines schizoaffektiven Querschnittsbildes wenig hilfreich; man muß aber KRAEPELIN zugute halten, daß er sich in diagnostischen Fragen ohnehin nie allein auf ein gegebenes Querschnittsbild verließ.

Eine diagnostische Entscheidung nach KRAEPELINschen Kriterien käme aber auch nach längerer Verlaufsbeobachtung einer schizoaffektiven Psychose mehr oder weniger einer „Quadratur des Kreises" gleich. Für seine Schizophreniediagnose („dementia praecox") verlangt KRAEPELIN bekanntlich den Nachweis eines Defektes, der traditionsgemäß fast ausschließlich auf der affektiven Ebene (Stimmungsebene unseres Bipolaritätsschemas) lokalisiert wird. Die Koexistenz von „Defekt" mit typischen (bipolaren) affektiven Schwankungen stellt für KRAEPELIN eine contradictio in adjecto dar. Es hat aber keinen Sinn, die Existenz derartiger Zustandsbilder zu leugnen, etwas nach dem Motto „weil nicht sein kann, was nicht sein darf". Wenn beispielsweise in neueren Diagnosemanualen (DSM-III) die schizoaffektiven Psychosen auf eine „Restkategorie" reduziert werden, so hilft dies dem Kliniker hinsichtlich seiner differentialdiagnostischen Entscheidung und seiner therapeutischen Strategien wenig. Man muß sich nämlich klarmachen, daß die schizoaffektiven Krankheitserscheinungen zu den *häufigsten* Phänomenen im klinischen Alltag gehören, wenn man landläufige, weitgefaßte Schizophreniekonzepte zugrunde legt.

Als „schizophrenieverdächtig" können demzufolge neben Wahn und Halluzinationen in jeder Spielart, Verwirrtheit, formale Denkstörungen („Zerfahrenheit"), psychomotorische Auffälligkeiten, „Ichstörungen", Autismus, Ambivalenz und unter Umständen sogar affektive Symptome wie „maniforme Gereiztheit" (als Spielart psychotischer Erregung) angesehen werden; der Katalog ließe sich noch erweitern. Man fragt sich dabei unwillkürlich, welche Aspekte der endogenen Psychosen demzufolge eigentlich als „nicht schizophrenieverdächtig" zu gelten hätten.

Dieser Stand der Dinge ist die logische Konsequenz der oben beschriebenen relativ ungehinderten Expansion des Schizophreniekonzeptes. Die Schizophreniediagnose wird natürlich vorzugsweise anhand möglichst „harter" und anerkannter Kriterien (Symptome ersten Ranges nach SCHNEIDER etc.) validiert; nur werden leider solche „beweisenden" Symptome in den meisten Fällen bei schizoaffektiven Psychosen vermißt.

Man verläßt sich daher auf weniger beweisträchtige „schizophrenieverdächtige" Symptome, um zunächst einmal die Diagnose schizoaffektive Psychose zu begründen. Wenn in einem zweiten Denkschritt dann die Priorität der (vermeintlich nachgewiesenen) „schizophrenen" Symptomatik über die „affektive" Symptomatik behauptet wird, was nach der oben beschriebenen JASPERSschen „Schichtenregel" automatisch zu geschehen hat, ist eine Schizophreniediagnose für ein gegebenes schizoaffektives Querschnittsbild quasi vorprogrammiert.

Aus der Sicht der differenzierten LEONHARDschen Nosologie hätte ein derartiges Vorgehen zur Folge, daß sowohl die besonders gutartigen, stets remittierenden „zykloiden Psychosen" als auch schwere und atypische Verlaufsformen der „manisch-depressiven Krankheit" in völlig ungerechtfertigter Weise im großen Topf der „Schizophrenie" landen würden!

Ein solches Vorgehen war zweifelsfrei bis in die jüngste Vergangenheit weltweit, insbesondere aber in den USA und in der Sowjetunion (siehe Epidemiologiekapitel) an der Tagesordnung. Als Konsequenz für die Patienten hat LEONHARD eine sinnlose neuroleptische Dauerintoxikation (noch erleichtert durch Einführung der Depot-Neuroleptika) beschrieben. Der „Wildwuchs" der Schizophreniediagnose hatte also gerade im schizoaffektiven Übergangsgebiet die verheerendsten Folgen.

Nichtsdestoweniger ist das differentialdiagnostische Problem auch bei unvoreingenommener Betrachtung erheblich. Trotz LEONHARDs Anstrengungen, die (mehr graduellen) Unterschiede zwischen der Phänomenologie „zykloider Psychosen" und „unsystematischer Schizophrenien" herauszuarbeiten, muß man konstatieren, daß die herkömmlichen diagnostischen und prognostischen Kriterien des Psychiaters in der Regel bei einem gegebenen schizoaffektiven Querschnittsbild versagen. Hier wie dort finden sich auf der Syndromebene mehr Ähnlichkeiten als Unterschiede, und der Verlauf der „unsystematischen Schizophrenien" kann über weite Strecken den der „zykloiden Psychosen" imitieren (einschließlich Remissionen). Last not least ist auch die „affektive Bipolarität", KRAEPELINS MDE-Kriterium, bei *beiden* Krankheitsgruppen in gleicher Weise ausgeprägt.

Wenn die KRAEPELINSchen Kriterien, nämlich „affektive Bipolarität", auf der einen Seite und „Defektbildung" auf der anderen Seite im Bereich der sogenannten schizoaffektiven Psychosen unbrauchbar sind, liegt es nahe, sich nach anderen Kriterien für die diagnostische Entscheidung umzusehen. LEONHARD geht ja von einer akribischen phänomenologischen Beschreibung aus und differenziert nicht weniger als sechs Krankheitseinheiten im schizoaffektiven Übergangsbereich, und zwar drei „zykloide Psychosen" und drei „unsystematische Schizophrenien". Phänomenologisch gesehen entspricht dabei jeder „zykloiden Psychose" ein„ bösartiger Verwandter" in Gestalt einer der „unsystematischen Schizophrenien" (siehe Schema).

zykloide Psychose: *unsystematische Schizophrenie:*

Angst-Glücks-Psychose   affektvolle Paraphrenie
Motilitätspsychose   periodische Katatonie
Verwirrtheitspsychose   Kataphasie

LEONHARD konzediert, daß eine Differentialdiagnose, bezogen auf die oben gezeigten Gegensatzpaare, unter Umständen sehr schwierig sein kann. In einem solchen Fall würde er das Erbbild bzw. das familiäre Belastungsmuster als ein weiteres Unterscheidungskriterium heranziehen.

Ist man dagegen ausschließlich auf die phänomenologischen Kriterien des „Querschnittsbildes" angewiesen, stellt sich die Frage nach dem „kritischen Detail", das auf der Syndromebene verläßliche differentialdiagnostische Anhaltspunkte liefert.

Die Suche nach einem solchen Kriterium ist intensiv betrieben worden, mit dem Resultat recht heterogener Lösungsversuche für das angesprochene differentialdiagnostische Dilemma. Als ein allgemeiner Trend ließ sich aber bei den meisten dieser Versuche eine Bevorzugung der Schizophreniediagnose zuungunsten der Diagnose einer affektiven Erkrankung konstatieren. Das heißt, daß sich auch in der Gruppe der sogenannten schizoaffektiven Psychosen ein ähnliches Ungleichgewicht zugunsten der Schizophreniediagnose einstellte, wie wir es – bezogen auf die Gesamtheit der endogenen Psychosen – bereits zum Schluß des ersten Teils der vorliegenden Arbeit beschrieben haben.

Dieser Präoccupation für die Schizophreniediagnose lagen aber u. E. keine harten Fakten (Verlaufsbeobachtung, Krankheitsausgang, Ansprechen auf verschiedene Medikamente, familiäres Belastungsmuster) zugrunde, sondern lediglich gewisse theoretische Postulate.

Angesichts dieser schwierigen Situation haben BROCKINGTON, WAINWRIGHT und KENDELL (1980) in der bereits in Kapitel 2.2.1. beschriebenen Weise untersucht, ob sich statistische Hinweise für die nosologische Heterogenität der schizoaffektiven Psychosen finden lassen, oder ob man es wiederum mit einem syndromatologischen

Kontinuum zu tun hat, dem ein dimensionales Krankheitskonzept angemessener wäre als ein kategoriales.

Im Zusammenhang der vorliegenden Arbeit erscheint diese Untersuchung insbesondere deshalb interessant, weil ausschließlich *schizomanische* Patienten herangezogen wurden, die *simultane* „schizo-manische" Symptomatologie in einer Krankheitsphase zeigten. Damit ist auch eine Basis für den unmittelbaren Vergleich der prognostischen Wertigkeit der manischen Symptome, verglichen mit den „schizophrenieverdächtigen" Symptomen, gewonnen.

32 Patienten, die Gegenstand dieser Untersuchung waren, mußten gleichzeitig Kriterien für „Manie" und für schizophrene oder paranoide Psychose erfüllen. Dem Rating der Symptome und „Zeichen" (signs) lagen die im Glossar der „Present State Examination" (PSE) von WING u. Mitarb. 1974 gegebenen Definitionen zugrunde.

Die diagnostischen Kriterien werden nachstehend im englischen Originaltext aufgeführt:

Criteria for „schizomanic" psychosis
The patient must fulfil the criteria for mania and for schizophrenia or paranoid psychosis.

Criteria for schizophrenia
One nuclear symptom (thought insertion, thought withdrawal, thought broadcasting, thought echo, voices discussing the patient, delusions of control or autochthonous delusions.)
If a patient is too withdrawn, suspicious or thought disordered to give a history, 2 fully-rated objective signs in different groups from the following list must be present:
Group 1 (Behaviour): mannerisms, posturing, stereotypies, catatonic phenomena or hallucinating behaviour.
Group 2 (Affect): suspicion, perplexity, blunting or incongruity of affect.
Group 3 (Speech): neologisms, incoherence, nonsocial speech.

Criteria for paranoid psychosis
The patient must have a preoccupying delusion involving the external world. The delusions may be of influence (paranormal phenomena, physical forces), persecution, reference, misinterpretation, assistance, infidelity, pregnancy or a fantasy lover.
The delusion must be persistent and the patient must show evidence in speech or behaviour that he is preoccupied with it.

Criteria for mania
The patient must have 3 fully-rated items from the following list of 5 symptoms and 7 signs:
Symptoms: euphoria, racing thoughts, tirelessness, delusions of special powers, delusions of grandiose identity.
Signs: overactivity, distractibility, irreverent behaviour, embarrassing behaviour, hypomanic affect, pressure of speech, flight of ideas.
Two partially-rated items count as one fully rated item.
The signals and signs are definded as in the glossary of the Present State Examination (WING et al. 1974).

Da auch die Interrelationen zwischen *verschiedenen* operationalen Definitionen bzw. Diagnosekriterien, bezogen auf die von den 32 Patienten gezeigten „schizomanischen" Symptome untersucht werden sollten, erfolgte eine entsprechende diagnostische Zuordnung. Im einzelnen wurden folgende operationalen Definitionen herangezogen: Catego (WING u. Mitarb., 1974), SPITZERs Research Diagnostic Criteria (1975), ein „flexibles System für die Diagnose von Schizophrenie" (CARPENTER u. Mitarb. 1973), SCHNEIDERs „Symptome ersten Ranges" (1936), LANG-

Tabelle 10

Diagnostic categories in this sample showing numbers of patients qualifying
(Aus: Brockington, I. F. u. Mitarb.: Manic patients with schizophrenic or paranoid symptoms. In: Psychological Medicine, 10 [1980] 73-83. Mit freundlicher Genehmigung).

Category	No. patients
Schizophrenia	
Catego ('S' 14, '0' 2, 'P' 1)	17
Carpenter (5 symptoms present)	16
Schneider's first-rank symptoms	11
Hospital diagnosis	11
Spitzer (broad)	8
Landfeldt's	8
Carpenter (6 symptoms present)	8
Spitzer (narrow)	7
At least one of these	27
Mania	
Leff's definition	28
Feighners definition	21
Spitzer's definition	16
Catego ('M' 13, 'M?' 2)	15
Hospital diagnosis	15
At least one of these	28
Schizoaffective psychosis	
Welner's definition	12
Spitzer's definition	8
Kasanin's definition	7
Hospital diagnosis	5
Good prognosis schizophrenia	4
Catego	2
At least one of these	20

FELDTs Kriterien für prognostisch ungünstige Schizophrenie (1960), die von LEFF u. Mitarb. (1976) und FEIGHNER u. Mitarb. (1972) vorgeschlagenen Maniedefinitionen, WELNERs (1974) Definition für schizoaffektive Psychose, KASANINs Beschreibung akuter schizoaffektiver Psychosen (1933) und STEPHENs (1966) Definition prognostisch günstiger Schizophrenie.

Tabelle 11

Main psychopathology present

Symptoms	No. patients
Manic symptoms	
Grandiose ideas, delusions or actions	27
Elation or euphoria	26
Pressure of speech	26
Loss of social reserve	24
Overactivity, diminished need for sleep	17
Subjective sense of improved mental power or speed of thought	16
Distractibility	9
Flights of ideas	6
Schizophrenic or paranoid symptoms	
Delusions of reference or misinterpretation	18
Delusions of persecution	17
Explanatory delusions of influence	9
Auditory hallucinations in second person	6
Auditory hallucinations in third person	3
Delusions of assistance	7
Delusions of control	5
Delusions of phantom lover	2
Somatic hallucinations	5
Olfatory hallucinations	2
Visual hallucinations	1
Thought echo	2
Thought broadcasting	1
Thought insertion	3
Other passivity experiences	2
Flat or inappropriate affect	6
Incoherent speech	3

Quelle: BROCKINGTON, WAINWRIGHT and KENDELL (1980)

Die Tabelle 10, die auch noch die jeweiligen Krankenhausdiagnosen berücksichtigt, zeigt, wieviele der 32 Patienten sich jeweils für welche operationalen Definitionen qualifizierten.

Bis auf 4 Patienten entsprachen alle mindestens einer Maniedefinition und bis auf 5 Patienten alle mindestens einer Schizophreniedefinition. 22 Patienten erfüllten sowohl mindestens eine Maniedefinition als auch mindestens eine Schizophreniedefinition. 20 Patienten entsprachen mindestens einer der gegebenen Definitionen für schizoaffektive Erkrankung.

Der Krankheitsverlauf bzw. Krankheitsausgang wurde mit derselben Methodik (follow up) erfaßt und anhand derselben Kriterien beurteilt, wie wir es bereits im Kapitel 2.2.1. ausführlich beschrieben haben.

Tabelle 11 zeigt, welche Symptome im einzelnen bei wievielen der Patienten beobachtet wurden; daraus geht u. a. hervor, daß die typischen manischen Symptome von einem Großteil der Patienten präsentiert wurden; so zeigten beispielsweise 26 der 32 Patienten gehobene Stimmungslage und Rededrang.

Tabelle 12 stellt die dokumentierten Ergebnisse des Krankheitsausganges von 30 (der ursprünglich 32) „schizo-manischen" Patienten dem Ergebnis einer anderen Untersuchung, die sich auf Patienten mit schizophrener *oder* affektiver Psychose bezog, gegenüber.

Tabelle 12

Outcome of schizomanic illness compared with that of schizophrenia (ICD 295) and affective illness (ICD 296)

Reference populations	n	Full recovery from index episode	Discriminant function score	% of follow-up period in hospital	Social status rating
Schizophrenia	53	18 (34%)	-1.40	36%	50.0
Affective psychosis	66	62 (94%)	+1.64	17%	31.1
Schizomania	30	**23 (77%)**	+0.83	18%	36.4
a) delusions only	16	**15 (94%)**	+1.24	15%	30.2
b) hallucinations and/or passivity phenomena	14	**8 (57%)**	+0.37	22%	43.4

Notes: 1. The schizophrenic and affective reference populations were the patients so diagnosed in the Netherne Hospital series from the US/UK Diagnostic Project comparisons.
2. Mean duration of follow up was 3.8 years for the schizomanic patients and 6.7 years for the reference population.
3. The discriminant function score was derived from patients' symptoms during the follow-up period, a positive score indicating predominantly affective symptoms and a negative score predominantly schizophrenic symptoms.
4. The social status rating is a measure of social functioning during the follow-up period, high scores indicating impairment.

Quelle: modifiziert nach BROCKINGTON und Mitarb. (1980)

Innerhalb der Gruppe der „schizo-manischen" Patienten wird noch einmal unterteilt in diejenigen, die außer Verfolgungs- oder Beziehungswahn keine „schizophrene" Symptomatik boten und den übrigen, bei denen Halluzinationen oder „Ichstörungen" (passivity phenomena) auftraten.

Wie man sieht, hatten 23 von 30 schizomanischen Patienten eine Vollremission in Bezug auf die untersuchte Krankheitsperiode. Für die in der Tabelle 12 veranschaulichten Resultate gibt es nach Ansicht der Autoren mehrere Interpretationsmöglichkeiten:
Die Annahme, daß offenbar das Hinzukommen manischer Symptome bei Schizophrenie eine günstigere Prognose zur Folge hat, befriedigt insofern nicht, als ein ungünstiger Ausgang eines der entscheidenden Definitionskriterien für Schizophrenie ist (bei KRAEPELIN sogar *das* entscheidende Kriterium!)
Man könnte weiterhin zu der Folgerung kommen, die schizoaffektiven Psychosen – hier repräsentiert durch die „Schizomanie" – als eigenständige *dritte* Krankheitseinheit im Bereich der endogenen Psychosen anzuerkennen, mit eigenem genetischem Hintergrund und besonderen Charakteristika. Dies würde auch die Aufgabe von KRAEPELINs „Zweiteilungsprinzip" implizieren. Will man hingegen am „Zweiteilungsprinzip" festhalten, müßte man, zumindest bezogen auf die „Schizomanie", davon ausgehen, daß die meisten dieser Patienten offenbar nicht an Schizophrenie, sondern an einer *Variante manisch-depressiver Psychose* bzw. an einer *Manievariante* leiden und damit im schizoaffektiven Übergangsbereich eine Grenzziehung zugunsten des manisch-depressiven Formenkreises befürworten.
Eine solche Sicht der „Schizomanie" würde natürlich die Inzidenzzahlen für manische Erkrankungen bzw. Manie erheblich beeinflußen, im Sinne einer Steigerung um 25-60 % (gegenüber den Zahlen, die aufgrund eines restriktiven Manieverständnisses gewonnen werden).
Die Einbeziehung der schizo-manischen Psychosen in den manisch-depressiven Formenkreis würde im übrigen den diagnostischen und prognostischen Wert der sogenannten „schizophrenieverdächtigen" Symptome erheblich relativieren und die JASPERSsche „Schichtenregel" praktisch widerlegen.
Weder Wahn, noch Halluzinationen, noch „Ichstörungen" können nämlich als *Beweis* für Schizophrenie herangezogen werden, wenn sie *auch* bei manisch-depressiven Erkrankungen auftreten.
Festzuhalten bleibt, daß das Auftreten isolierter Wahnphänomene prognostisch irrelevant ist, während akustische Halluzinationen und „Ichstörungen" die Prognose doch verschlechtern.
Die genannten Symptome würden demzufolge ihre traditionelle Rolle als spezifische Indikatoren für „Schizophrenie" einbüßen und allenfalls noch als Index für den *Schweregrad* einer manischen Erkrankung betrachtet werden. Ein dimensionales Manieverständnis würde also in der „Schizomanie" nur eine quantitative Intensivierung, nichts qualitativ Neues, verglichen mit „reinen" bzw. „typischen" manischen Krankheitserscheinungen sehen und eine kategoriale Unterteilung ablehnen. Nichtsdestoweniger erscheint es heuristisch wertvoll, die Unterscheidung Manie/Schizomanie für weitere Untersuchungen aufrechtzuerhalten.
In einem anderen Ansatz für die Beurteilung der jeweiligen diagnostischen Relevanz der „schizophrenieverdächtigen" im Vergleich zu den „affektiven" Sympto-

men nehmen WINOKUR, SCHARFETTER und ANGST (1985) die sogenannte „Stimmungskongruenz" (bzw. „Stimmungsinkongruenz") produktiv -psychotischer Symptome (Wahn und Halluzination) zum Ausgangspunkt.
Bekanntlich spielt die Unterscheidung in stimmungskongruente bzw. stimmungsinkongruente psychotische Züge eine Rolle in der DSM-III-Nomenklatur. Historischer Ausgangspunkt dieser Unterscheidung ist MAIERs (1912) Differenzierung in katathyme, synthyme und athymische psychotische Symptome gewesen, die von BLEULER (1983) für die Differentialdiagnose zwischen affektiven und schizophrenen Erkrankungen herangezogen wurde. Üblicherweise werden dabei „stimmungskongruente" psychotische Phänomene mit (bipolaren und monopolaren) affektiven Erkrankungen in Zusammenhang gebracht, die „stimmungsinkongruenten" psychotischen Phänomene dagegen mit Erkrankungen des schizophrenen Formenkreises.
Mit manischer Stimmung wären beispielsweise Wahn und Halluzination kongruent, die spezielle Kräfte oder besondere Beziehungen als Thema hätten. Im Gegensatz dazu hätten stimmungsinkongruente psychotische Phänomene keinen erkennbaren Zusammenhang mit der jeweiligen affektiven Gestimmtheit des Patienten. Als Beispiele werden Verfolgungswahn (persecutory delusions), Gedankeneingebung (thought insertion), wahnhafte Vorstellungen des Kontrolliertwerdens (delusions of being controlled) oder wahnhafte Vorstellungen von Depersonalisation und Derealisation angeführt.
WINOKUR u. Mitarb. überprüften nun die diagnostische Relevanz der Unterscheidung in stimmungskongruente und stimmungsinkongruente psychotische Phänomene systematisch für die folgenden nosologischen Gruppen: Hebephrenie, Katatonie, paranoide Schizophrenie, schizoaffektive Psychose, unipolare affektive Erkrankung, bipolare affektive Erkrankung. Der Diagnostik war die ICD-8-Nomenklatur zugrundegelegt. Für jeden Patienten wurde individuell überprüft, ob er stimmungskongruente und/oder stimmungsinkongruente produktiv-psychotische Symptome bot.
Für die Annahme eines manischen bzw. maniformen Syndroms waren die folgenden Kriterien bedeutsam: gehobene Stimmung, Aggressivität, Überaktivität, Stolz, übermäßige Gesprächigkeit, Bewegungsdrang, Verfolgen zu vieler Zielsetzungen und Distanzlosigkeit (personal intrusiveness).
Die Ratings für Wahn, Halluzinationen, depressive und manieähnliche (maniclike) Symptome erfolgten alle während der „Indexepisode". Die Autoren weisen aber darauf hin, daß aus den Ratings nicht unmittelbar ersichtlich war, ob, bezogen auf ein und denselben Patienten, qualitativ verschiedene Phänomene *simultan* oder *sukzessiv* zur Beobachtung kamen.
Das „Kongruenzkriterium" wurde analog auch noch auf den „Affekt" im engeren Sinne bezogen: ein inkongruenter Affekt wäre bei „affektiver Verflachung" und „inadäquatem Affekt" anzunehmen, ebenso bei einer offensichtlichen Dissoziation zwischen dem emotionalen Verhalten auf der einen Seite und verbalem und motorischem Verhalten auf der anderen Seite. Offenbar werden diese Phänomene der „Affektinkongruenz" ebenfalls wieder als Indizien für eine schizophrene Erkrankung betrachtet.
Abgesehen von der durch diese doppelte Verwendung des Kongruenzkriteriums möglichen terminologischen Verwirrung, bleibt an dieser Stelle anzumerken, daß

aus der Sicht des BLEULERschen Schizophrenieverständnisses sowohl die „Affektinkongruenz" als auch „stimmungsinkongruente psychotische Phänomene" mitentscheidend für eine Schizophreniediagnose aufgrund eines gegebenen „Querschnittsbildes" sind. Somit könnte eines der von den Autoren gefundenen Ergebnisse, daß nämlich die schizophrenen Patienten fast ausschließlich „stimmungsinkongruente" psychotische Symptome zeigen, unter Umständen einen Zirkelschluß darstellen, wenn der diagnostischen Entscheidung vorher dasselbe Kriterium zugrundelag! Einige der Ergebnisse der zitierten Untersuchung seien nachstehend (Tabelle 13) wiedergegeben:

Tabelle 13

Incongruent affect, depressive and maniclike syndromes, and mood congruence in various diagnostic groups (Aus Winokur, G. u. Mitarb.: The diagnostic value in assessing mood congruence in delusions and hallucinations and their relationship to the affective state. In: Eur. Arch. Psychiatr. Neurol. Sci. 234 [1985] 290-302).

	Diagnostic groups				
N	Schizophrenia 140	Schizoaffective manic 34	Schizoaffective depressive 6	Unipolar 59	Bipolar 30
	N(%)	N(%)	N(%)	N(%)	N(%)
Incongruent affect	133 (95)	31 (91)	4 (67)	2 (3)	5 (17)
Depressive syndrome	96 (69)	33 (97)	6 (100)	59 (100)	29 (97)
Maniclike syndrome	35 (25)	34 (100)	0 (0)	3 (5)	28 (93)
Only mood-congruent psychotic symptoms	1 (1)	1 (3)	0 (0)	27 (46)	10 (33)
Only mood-incongruent psychotic-symptoms	117 (84)	7 (21)	1 (17)	0 (0)	1 (3)
Both congruent and mood incongruent	16 (11)	23 (68)	4 (67)	1 (2)	2 (7)

Aus der Tabelle 13 wird ersichtlich, wie oft „inkongruenter Affekt" sowie depressive und „manieähnliche" Syndrome in den verschiedenen diagnostischen Gruppen auftraten.

Generell wird erkennbar, daß die „stimmungskongruenten" psychotischen Symptome erwartungsgemäß weit häufiger bei den affektiven Psychosen beobachtet wurden, „stimmungsinkongruente" dagegen weitaus häufiger bei den schizophrenen Patienten. Die schizoaffektiven Patienten zeigen dagegen sowohl „stimmungskongruente" wie „stimmungsinkongruente" psychotische Phänomene während *derselben* Krankheitsperiode.

Hinsichtlich der affektiven Symptome ist festzustellen, daß depressive Symptomatik ubiquitär über alle diagnostischen Gruppen verteilt auftrat (z. B. bei 2/3 der schizophrenen Patienten) und insofern differentialdiagnostisch kaum verwertbar ist. Analoges gilt aber auch für die „manie-ähnlichen" Syndrome, wenn man berücksichtigt, daß diese immerhin bei 25 % der schizophrenen Patienten registriert wurden.

Die Autoren ziehen daraus das Fazit, daß das „Kongruenzkriterium" verläßlicher für die Unterscheidung zwischen Schizophrenie und affektiven Psychosen sei, als die affektiven Kriterien (nämlich depressive bzw. „manie-ähnliche" Verstimmung). Nichtsdestoweniger bleibt das differentialdiagnostische Problem bei den schizoaffektiven Psychosen auch unter Berücksichtigung des Kongruenzkriteriums nach Ansicht der Autoren der hier zitierten Studie weitgehend ungelöst:

„The schizoaffectives, however, remain a problem in the sense that they have the course of an affective disorder, but a mixture of symptoms commonly seen in both schizophrenia and affective disorder, the symptoms which differentiate the two groups from each other." (S. 302)

2.2.4 Manierelevante Aspekte von LEONHARDs Nosologie

LEONHARDs nosologisches System wurde – in seinen manierelevanten Aspekten – bereits im ersten Teil dieser Arbeit ausführlich dargestellt. Abgesehen von der bipolar/monopolar-Unterscheidung sind die meisten Kriterien dieser Systematik bisher kaum in angemessener Weise gewürdigt worden. Daß LEONHARD entgegen den psychiatrischen Gepflogenheiten der vergangenen Jahrzehnte die manische Phänomenologie stets gleichberechtigt neben der depressiven berücksichtigte, liegt u. a. auch an der entscheidenden Bedeutung, die dem Bipolaritätsphänomen – ähnlich wie bei KRAEPELIN – in seiner Nosologie zukommt.

LEONHARD und KRAEPELIN nehmen insofern eine Sonderstellung ein, als sie das Primat der Syndromebene im Hinblick auf diagnostische Entscheidungen erheblich relativierten, indem sie einerseits weitere unabhängige Variable in den diagnostischen Entscheidungsprozeß einbezogen (Verlauf und Krankheitsausgang, Erbbild) und andererseits zu grundlegenden Phänomenen gestörter Funktion vorstießen.

Die wesentlichen Voraussetzungen für LEONHARDs Nosologie sind die Trennung der bipolaren (vielgestaltigen) von den monopolaren (reinen) phasischen affektiven Psychosen und die analoge Unterscheidung der unsystematischen (vielgestaltigen) Schizophrenien von den systematischen Schizophrenien. Darauf beruht im wesentlichen seine Aufteilung der endogenen Psychosen in monopolare phasische

Psychosen, manisch-depressive Krankheit, zykloide Psychosen, unsystematische Schizophrenien und systematische Schizophrenien.
Da es den Rahmen dieser Arbeit sprengen würde, LEONHARDs System ausführlich zu würdigen, sollen hier nur einige ausgewählte manierelevante Probleme aus der Sicht seiner Nosologie diskutiert werden:
1. Zunächst wird noch einmal anhand von LEONHARDs „reiner Manie" und den „reinen Euphorien" auf die (noch strittige) Existenz monopolarer Krankheitsbilder mit gehobener Stimmungslage eingegangen. Anhand unseres Bipolaritätsschemas soll dabei gleichzeitig gezeigt werden, daß auch die monopolaren Krankheitsbilder untereinander noch wesentliche Unterschiede aufweisen; damit soll auch die von LEONHARD in diesem Bereich durchgeführte Differenzierung bekräftigt werden.
2. Weiter wird die diagnostische Relevanz manischer Phänomenologie für den schizo-affektiven Übergangsbereich, d. h. für die Differenzierung zwischen zykloiden Psychosen und unsystematischen Schizophrenien untersucht. Es soll dabei besonders der heuristische Wert einer auf LEONHARDs Erkenntnissen basierenden „Funktionspathologie" für die Differentialdiagnose der schizoaffektiven Psychosen aufgezeigt werden.

zu 1.:
„Manic depressive psychosis as described by Kraepelin is very probably comprised of genetically heterogeneous subgroups, the major ones being the bipolar and the unipolar groups.
There is also some evidence that both the bipolar and the unipolar forms of affective disorders are genetically heterogeneous."

PERRIS (1982)

Das obige Zitat von PERRIS faßt wesentliche Postulate LEONHARDs zusammen: Neben der Unterscheidung in bipolare und monopolare phasische affektive Psychosen scheinen neuere genetische Untersuchungen auch die Heterogenität innerhalb der Gruppen der bipolaren wie monopolaren Psychosen zu bestätigen. Bezogen auf LEONHARDs Gruppe der monopolaren affektiven Psychosen steht man heute aber immer noch vor der merkwürdigen Situation, daß offiziell nur „monopolare Depression" als monopolare „Einheit" anerkannt wird, eine „Einheit", die übrigens bei LEONHARD gar nicht vorkommt und allenfalls als Sammelbegriff für sechs nosologisch eigenständige Krankheitsbilder zu gelten hätte, während die monopolaren phasischen Psychosen als Ganzes bei LEONHARD nicht weniger als *zwölf* Krankheitseinheiten beinhalten.
Daraus wird bereits ersichtlich, daß von einer Akzeptierung LEONHARDscher Positionen im internationalen Maßstab noch keineswegs die Rede sein kann, trotz der Anerkennung der Basiskriterien monopolar/bipolar.
Insbesondere die sechs mit gehobener Stimmung einhergehenden monopolaren phasischen Psychosen, nämlich die „reine Manie" und die fünf verschiedenen „reinen Euphorien" werden quasi ignoriert, sodaß ein manisches Äquivalent zur „monopolaren Depression" praktisch fehlt. Dieser Mangel springt weniger ins Auge, weil die genannten Krankheitsbilder sehr selten sind.
Allerdings besteht kein Grund dazu, seltene Krankheitsbilder wegen dieser Eigenschaft einfach zu ignorieren. Dies kann man sich weder in der klinischen Praxis

erlauben (Differentialdiagnose!), noch in der Forschung (Notwendigkeit homogener Patientengruppen!), am allerwenigsten aber in Bezug auf die *Theorie* der funktionellen Psychosen.

Die jahrzehntelange Vernachlässigung der manischen Krankheitsphänomene kann geradezu als Beweis dafür gelten, daß die immense theoretische und praktische Bedeutung der Bipolaritätsphänomene, die bereits von KRAEPELIN wie auch LEONHARD klar erkannt, formuliert und praktisch nutzbar gemacht worden waren, wieder „verdrängt" wurde (um einen psychoanalytischen Terminus zu benutzen). Solange man nur über Depression debattierte, blieb zwangsläufig das Bipolaritätsphänomen ausgeklammert.

Dabei hatte man mit dem Bipolaritätsphänomen erstmals ein klinisch beobachtbares, ubiquitäres und dynamisches *Elementarprinzip* gestörter Funktion im Bereich der endogenen Psychosen in den Blick bekommen und damit unter anderem die Chance, die komplexe und vieldeutige Syndromebene, auf die man vorher fast ausschließlich angewiesen war, unter funktionspathologischen Gesichtspunkten neu zu ordnen.

Unvermeidlich wurde die Konfrontation mit Bipolaritätsphänomenen u. E. erst durch die Entdeckung der Lithiumwirkungen.

Im Kapitel über KRAEPELINs „Zweiteilungsprinzip" (2.2.1) wurde bereits auf LEONHARDs Postulat verschiedener monopolarer Erkrankungen mit *gehobener* Stimmungslage hingewiesen. Während vielerorts die Existenz derartiger Krankheitsbilder bezweifelt wird, unterscheidet LEONHARD in diesem Bereich nicht weniger als *sechs* verschiedene Erkrankungen, nämlich „reine Manie", „unproduktive Euphorie", „hypochondrische Euphorie", „schwärmerische Euphorie", „konfabulatorische Euphorie" und „teilnahmsarme Euphorie". Auf die analogen depressiven Äquivalente dieser Krankheitsbilder soll hier nicht näher eingegangen werden.

Für die „reine Manie" ergibt sich anhand unseres Bipolaritätsschemas in jedem Subsystem eine klare Betonung des Pluspoles (siehe Tabelle 14). Die Zuordnung zur monopolaren Gruppe rechtfertigt sich weiterhin aus der Fixiertheit dieses eindeutigen Verteilungsmusters (auch bei längerer Verlaufsbeobachtung über mehrere Krankheitsphasen) bzw. aus dem Fehlen von Polaritätswechseln innerhalb der einzelnen Subsysteme. Umschaltvorgänge (switch processes), die die Vielgestaltigkeit der bipolaren Krankheitsbilder mitbedingen, kommen generell bei den reinen, monopolaren Krankheiten nicht vor.

Auf das Kriterium *anhaltender* (nicht situativ bedingter) *Gereiztheit* für die Unterscheidung zwischen monopolarer und bipolarer Manie wurde bereits hingewiesen. *Verworrenheit* (als Extrem der Ideenflucht) ist laut LEONHARD ebenfalls auf bipolare Manieformen beschränkt: „Eine Übersteigerung der Erregung bis zur Verworrenheit oder Hyperkinese kommt nicht vor. Insofern erscheinen die reinen Manien milder als viele Manien der manisch-depressiven Krankheit." (Zitat Ende)

Im wesentlichen entsprechen die Charakteristika der „reinen Manie" dem bekannten Syndromstereotyp für Manie. Im einzelnen zählt LEONHARD folgende Grundsymptome auf (vergleiche auch Tab. 14): Euphorie, Beschäftigungsunruhe, Reichtum an Ausdrucksbewegungen, Rededrang, Ideenflucht, gehobenes Selbstbewußtsein und – besonders typisch – rasch wechselnde Größenideen.

Besonders wichtig erscheint in diesem Zusammenhang LEONHARDs Hinweis, daß

Tabelle 14

Erscheinungsbild der monopolaren „reinen Manie" (LEONHARD) im Bipolaritätsschema.

SUBSYSTEM	PLUSPOL	MINUSPOL
STIMMUNG	„manisch" (besser: euphorisch)	„depressiv"
DENKEN (inhaltlich)	Größenideen als Ausdruck gesteigerten Selbstbewußtseins; Extrem: Größenwahn	Ausdruck verminderten Selbstbewußtseins bis hin zum „Selbstverlust": nihilistischer Wahn
DENKEN (formal)	aufgelockert, ideenflüchtig, inkohärent	gedankenarm, Denkhemmung
SPRECHEN	beschleunigt, Rededrang, Logorrhoe	verlangsamt, Mutismus
	Klangassoziationen	
SPRACHE	desintegriert?	desintegriert?
	(Kriterien für „plus" und „minus" sind unklar)	
(Psycho)-MOTORIK	Reichtum an Ausdrucksbewegungen	Akinese/„Stupor"
ANTRIEB (Initiative, „Wille")	Erregung	Hemmung/„Stupor"
INTERAKTION (Kontaktverhalten)	Beschäftigungsunruhe: überaktiv, kontaktsuchend	zurückgezogen, Kontakte vermeidend

diese Grundsymptome *obligatorisch* zum Bild der reinen Manie gehören, während sie bei der „manisch-depressiven Krankheit" nur ausnahmsweise rein vorhanden sind.

Depressive Krankheitserscheinungen fehlen bei monopolarer „reiner Manie" völlig. Das Auftreten *flüchtiger Beglückungsideen und flüchtiger Konfabulationen* sowie das Auftreten *hypochondrischer Ideen* (trotz eindeutig euphorischer Stimmungslage) sind dagegen laut LEONHARD mit der Diagnose einer „reinen Manie" kompatibel.

Die verschiedenen *Euphorien* LEONHARDs lassen sich nicht so einfach wie die „reine Manie" in unser Bipolaritätsschema einordnen. Konfabulatorische und schwärmerische Modalitäten scheinen einer Plussymptomatik zu entsprechen, während unproduktive, teilnahmsarme und hypochondrische Modalitäten eher eine Minussymptomatik repräsentieren.

LEONHARD schickt seiner Beschreibung der „reinen Euphorien" folgende Bemerkung voraus: „Die reinen Euphorien sind sehr seltene Krankheiten, wie aus der statistischen Aufstellung hervorgehen wird. Bei dieser Seltenheit wäre es an sich nicht möglich, den Nachweis eigener Krankheitsformen zu erbringen, wenn auch die Bilder teilweise sehr eindrucksvoll sind. Sie erhalten aber eine große Stütze von den reinen Depressionen her, denn so wie die reine Manie der reinen Melancholie gegenübersteht, so allem Anschein nach jeder reinen Depression eine reine Euphorie. Die Krankheiten sind nicht zweipolig wie die manisch-depressive Krankheit, aber man kann sie gegenpolig nennen, indem jeder Form eine gegensätzliche entspricht. Auch die reine Manie bedurfte wegen ihrer Seltenheit schon einer gewissen Stütze von ihrem Gegenpol, der reinen Melancholie her. Die Bilder der reinen Euphorien klangen auch bei der manisch-depressiven Krankheit gelegentlich an, bei der Angst-Glücks-Psychose werden wir das wieder sehen, aber in ihrem Gesamtbild findet man sie von vielgestaltigen Psychosen noch seltener nachgeahmt als die reinen Depressionen." (Zitat Ende, S. 62)

Dieses Zitat LEONHARDs in Verbindung mit dem weiter oben angeführten Statement von PERRIS mag genügen, um auf die Notwendigkeit weiterer Differenzierungen im Bereich monopolarer affektiver Erkrankungen hinzuweisen. Obwohl dies (aus quantitativen Gründen) für den Bereich depressiver Erkrankungen klinisch bedeutsamer erscheint, ist nicht einzusehen, warum nicht auch die seltenen Äquivalente mit gehobener Stimmungslage berücksichtigt werden sollten.

Was die unipolare (monopolare) Manie betrifft, sollen nachfolgend zwei Stellungnahmen, beide dem „Handbook of Affective Disorders" von PAYKEL aus dem Jahre 1982 entnommen, zitiert werden:

TYRER und SHOPSIN nehmen zur Existenz unipolarer (monopolarer) Manie wie folgt Stellung: „Episodes of mania are usually associated with alternating episodes of depression, hence the term bipolar affective disorders. Unipolar mania, i. e., mania occuring in an individual without any evidence of prior depressive symptomatology, exists but is rare and has often been subsumed under the heading of bipolar affective illness, even when recognized. A recent investigation has suggested that unipolar mania may be commoner than was once supposed. Almost 16 per cent of a bipolar population attending a lithium clinic were found (Nurnberger et al, 1979) to have unipolar mania as defined by the Research Diagnostic Criteria (RDC). Some of these cases may ultimately develop depression and although it is unlikely that they are a genetically distinct group (Mendlewicz, 1979), their existence should be recognized in epidemiological studies." (Zitat Ende)

ANDREASEN äußert sich in derselben Publikation zum selben Thema folgendermaßen: „The original distinction between bipolar and unipolar affective disorders separated patients who had had a history of mania from patients who had had a history of depression only, the former being considered bipolar and the latter unipolar. Some investigators have pointed out, however, that a small number of patients may experience mania without accompanying episodes of depression (Taylor & Abrams, 1973). These patients may also be considered unipolar. Such unipolar manics may constitute up to 28 per cent of patients suffering from a current mania; they typically have a later age of onset than bipolar manics, although they do not differ in most other respects. It is usually argued that most such patients are likely to develop a depressive syndrome eventually and that such patients should therefore be grouped among the bipolars and not treated as a separate disorder. Although this is the customary practice in most research today, as yet no careful longitudinal studies habe been done on a large sample of patients presenting with unipolar mania." (Zitat Ende)

zu 2. (siehe oben S. 69):

Nach Betrachtung der monopolaren affektiven Erkrankung mit gehobener Stimmungslage sollen nachfolgend die *bipolaren* (vielgestaltigen) *affektiven* Erkrankungen LEONHARDs unter manierelevanten Gesichtspunkten erörtert werden; dabei wird auch auf die differentialdiagnostischen Probleme im schizo-affektiven Übergangsbereich eingegangen.

Da Bipolarität bzw. Vielgestaltigkeit die phänomenologische Basis sowohl der „manisch-depressiven Krankheit" als auch der drei „zykloiden Psychosen" LEONHARDs bilden, ist es nicht weiter verwunderlich, daß Überschneidungen auf der Syndromebene häufig vorkommen und eine Differenzierung anhand eines gegebenen Querschnittsbildes schwierig und oft unmöglich ist. Einerseits kann die „manisch-depressive Krankheit" bei intensiver Ausprägung durchaus Züge der „zykloiden Psychosen" annehmen; andererseits kann die Pluspolarität der „zykloiden Psychosen", die ohnehin maniforme Züge aufweist, bei geringerer Ausprägung der Krankheitserscheinungen eine Manie der „manisch-depressiven Krankheit" imitieren.

Überhaupt ist die Symptomatik der genannten Krankheitsbilder so fließend und wechselnd, daß eine statische Syndrombeschreibung relativ ungeeignet ist und allenfalls Momentaufnahmen liefert.

Ausgehend von einem restriktiven Manieverständnis wird man gerade bei diesen Psychosen immer wieder „Atypien" konstatieren und vergeblich nach reiner bzw. klassischer manischer Phänomenologie Ausschau halten.

Man muß sich aber vor Augen halten, daß die genannte Gruppe bipolarer affektiver Psychosen die überwältigende Mehrzahl aller manischen/maniformen Syndrome produziert, insbesondere auch deshalb, weil die monopolaren affektiven Psychosen mit gehobener Stimmungslage (im Gegensatz zu deren depressiven Äquivalenten) quantitativ gesehen kaum ins Gewicht fallen. Wer diese Gruppe „atypischer" manischer Krankheitserscheinungen also ignoriert oder anderweitig subsumiert, wird dafür sorgen, daß Manie – wie geschehen – im Raritätenkabinett der Psychiatrie verschwindet.

Die für die bipolaren affektiven Psychosen charakteristische Koexistenz affektiver Phänomene mit psychotischen und „schizophrenieverdächtigen" Symptomen trägt natürlich zu weiterer Verunsicherung des Diagnostikers bei, zumal wenn sich dieser einer hierarchischen Bewertung psychopathologischer Symptome verpflichtet fühlt.

Zur Veranschaulichung dieses Dilemmas sollen nachstehend einerseits manieähnliche und andererseits psychotische und „schizophrenieverdächtige" Symptome aufgelistet werden, die in LEONHARDs Beschreibung der „Angst-Glücks-Psychose" auftauchen, die er also mit der Diagnose einer prognostisch günstigen und in jedem Fall völlig ausheilenden „zykloiden Psychose" für kompatibel hält. Eine Überschneidung durch teilweise synonyme Begriffe wird dabei der Vollständigkeit halber in Kauf genommen.

Angst-Glücks-Psychose:
a) manieähnliche Symptome: Euphorie (schwärmerisch, unproduktiv oder konfabulatorisch); ekstatische Phasen und Zustände der Beglückung; Glücksideen (umfaßt eigene Beglücktheit und Beglückung anderer); Größenideen (hauptsächlich religiös gefärbt als Berufungs- und Erlöserideen); Erregung und Hyperkinese; verworrener Rededrang; Hypomanie.
b) psychotische/„schizophrenieähnliche" Symptome: Verwirrtheit; ratloser Stupor; mißtrauische Angst und paranoide Ideen; Beziehungs- und Bedeutungsideen; Mißempfindungen; Coenästhesien und körperliche Beeinflussungserlebnisse; Halluzinationen (Geruchserlebnisse, Stimmenhören); illusionäre Erlebnisse, Sinnestäuschungen; Inkohärenz des Gedankenganges; „inadäquater Affekt".

Die obige Auflistung gibt Gelegenheit, die Fragwürdigkeit von traditionsgemäß als „schizophrenietypisch" geltenden Symptomen aufzuzeigen. Wenn alle der unter b) genannten Symptome *auch* bei affektiven, völlig remittierenden Psychosen auftreten, können sie nicht zur Sicherung einer Schizophreniediagnose dienen. Das oben angeführte Symptom „inadäquater Affekt" ist u. E. besonders geeignet, um diese Problematik zu verdeutlichen. In Kapitel 2.2.3 wurde bereits darauf hingewiesen, daß dieses Symptom – besonders in der BLEULERschen Schule – eine bedeutende Rolle für die Schizophreniediagnose spielt. In PETERS „Wörterbuch der Psychiatrie und medizinischen Psychologie" (1984) liest man unter der betreffenden Rubrik folgendes: „Affekt, inadäquater. Ein dem Bewußtseinsinhalt nicht entsprechender Affekt. Z. B. wenn ein Kranker lächelnd von seiner bevorstehenden Hinrichtung berichtet. Besonders bei Schizophrenie vorkommend. Es wird deshalb auch von ‚schizophrenem Affekt' gesprochen." (Zitat Ende, S. 7)
Dieses Zitat unterstreicht, daß eine Schizophreniediagnose sehr leicht mit dem genannten Symptom assoziiert wird.
Das Auftreten desselben Symptoms bei den prognostisch günstigen „zykloiden Psychosen" soll folgendes Zitat aus LEONHARDs Beschreibung der „Angst-Glücks-Psychose" (1980) belegen:
„Aber im Grunde genommen ist die Affektivität der Angst-Glücks-Psychose von innen heraus labil. Das führt nicht selten zu der merkwürdigen Erscheinung, daß schwerste Angstvorstellungen ohne innere Erregung geäußert werden und ekstati-

sche Ideen ebenso. Wenn die Kranken bei Äußerung ihrer Angstideen lächeln, dann suchen sie damit zwar meist nur ihre Angst zu verbergen, aber auch wenn man das weiß, kontrastiert es oft noch sehr mit dem Inhalt der Ideen, nach denen ein Lächeln überhaupt nicht mehr möglich sein sollte. Ekstatische Ideen andererseits tragen die Kranken gelegentlich sogar mit einem leicht mißmutigen Gesicht vor. Auch hier mag der unfrohe Ausdruck vielfach den Zweck haben, darüber hinwegzutäuschen, wie wichtig den Kranken ihre Ideen in Wirklichkeit doch sind. Aber diese Neigung, zu dissimulieren, zeigt selbst schon, daß der Affekt jetzt nicht mehr hinter den Ideen steht. Die Erklärung für die auffällige Erscheinung ergibt sich daraus, daß die Kranken in ihren extremen Affekten zu ihren Ideen kommen, zu den ängstlichen wie ekstatischen, nach dem meist rasch folgenden Rückgang des Affekts aber noch nicht korrigieren können, sondern nur etwas unsicher werden. Die Ekstase dauert in ausgeprägter Form meist erheblich kürzer als die Angst, so daß hier das Kontrastieren mit den Ideen noch leichter auftritt als bei Angst. Ein ähnliches Schwanken des Affekts gibt es bei den reinen Formen nicht. Bei der manisch-depressiven Krankheit findet man zwar recht häufig eine Labilität der Stimmung, aber auch nicht in ähnlichem Ausmaß wie bei der Angst-Glücks-Psychose." (Zitat Ende, S. 81)

Es sei in diesem Zusammenhang daran erinnert, daß auch „stimmungsinkongruenter Wahn" als schizophrenietypisch gilt (siehe ebenfalls Kap. 2.2.3), während KRAEPELIN das Symptom als typisch für Bipolaritätsphänomene („Mischzustände" bei MDE) ansah.

Die differentialdiagnostische Problematik im schizoaffektiven Übergangsbereich beruht nach LEONHARD auf Entsprechungen und Ähnlichkeiten im Symptombild zwischen den drei „zykloiden Psychosen" und den drei „unsystematischen Schizophrenien", wobei er letztere als die „bösartigen Verwandten" der „zykloiden Psychosen" bezeichnet.

Die Verwandtschaft beruhe möglicherweise darauf, daß „der Krankheitsvorgang hier und dort ähnliche Gehirnfunktionen betrifft. Genetisch ist die Trennung aber als gesichert anzusehen." (Zitat Ende, S. 77)

Wegen der außerordentlichen Bedeutung der von LEONHARD im schizoaffektiven Übergangsbereich vorgenommenen Differenzierung folgt noch ein längeres Zitat seiner einleitenden Bemerkungen zur Klinik der „unsystematischen Schizophrenien":

„Systematische und unsystematische Schizophrenien haben in ihrem Wesen nichts miteinander zu tun. Der gemeinsame Name läßt sich nur aus der Tradition rechtfertigen, da man sich seit KRAEPELIN und BLEULER daran gewöhnt hat, alle endogenen Psychosen, die zu einem Defekt führen, unter dem Begriff der Schizophrenie zusammenzufassen. Die inneren Beziehungen der unsystematischen Schizophrenien laufen in viel höherem Grade zu den zykloiden Psychosen hin als zu den systematischen Schizophrenien. Die Verwandtschaft wird vor allem dadurch betont, daß jeder dieser heilbaren Formen eine unsystematische Schizophrenie entspricht, von der Angst-Glücks-Psychose geht eine Beziehung zur affektvollen Paraphrenie, von der Motilitätspsychose zur periodischen Katatonie, von der Verwirrtheitspsychose zur Kataphasie. Die Differentialdiagnose ist hier oft schwierig. Dagegen hat man nur selten Mühe, sich zwischen einer systematischen und einer unsystematischen Schizophrenie zu entscheiden. Nicht nur das Symptombild, sondern auch der Ver-

lauf ist hier ganz verschieden. Die systematischen Formen verlaufen schleichend progredient, die unsystematischen dagegen meistens remittierend oder sogar klar periodisch. Eine periodische Katatonie kann ähnlich viele Attacken aufweisen wie eine manisch-depressive Krankheit. Auch eine Bipolarität ist für die unsystematischen Schizophrenien charakteristisch." (Zitat Ende, S. 117)
Daß bei den „unsystematischen Schizophrenien" LEONHARDs ebenfalls wieder eine Koexistenz von affektiver und schizophrener Symptomatik gefunden wird, soll analog zu unserem Vorgehen bei der „Angst-Glücks-Psychose" nachstehend durch Auflistung manieähnlicher und schizophrener Symptome für die „affektvolle Paraphrenie" gezeigt werden.

Affektvolle Paraphrenie:
a) manieähnliche Symptome: Erregbarkeit, Gereiztheit; Affektstörung (unlustig gereizte oder freudig gehobene Stimmungslage); Selbsterhöhung; ekstatische Zustände (Begeisterung, Berufungen); Halluzination göttlicher Erscheinungen; Rededrang und Ideenflucht (expansiver Charakter der Ideen); Verworrenheit.
b) schizophrene Symptome: gereiztes Beziehungssyndrom (Beziehungsideen); Angst; Sinnestäuschungen, Erinnerungsverfälschungen; paranoide oder phantastische Ideen. *Doppelte Richtung der Wahnbildung: Größenideen und Verfolgungsideen nebeneinander*; Halluzinationen (hypochondrische Halluzinationen, Stimmenhören im Sinne von Beschimpfungen oder gleichgültigen Mitteilungen, optische Erscheinungen, Geruchs- und Geschmackshalluzinationen); Gefühl der Fremdbeeinflussung; Verkennungen;
Defektsyndrom: Persönlichkeitszerfall, Stumpfheit (Eindruck einer erstarrt eingleisigen, nicht mehr modulationsfähigen Affektivität); Beeinträchtigung der logischen Denkfähigkeit.

Das differentialdiagnostische Dilemma bei den sog. schizoaffektiven Psychosen ist bekannt. Auch LEONHARD bestätigt, daß seine Äquivalente zu den schizoaffektiven Psychosen, nämlich die „zykloiden Psychosen" auf der einen Seite und die „unsystematischen Schizophrenien" auf der anderen Seite, erhebliche differentialdiagnostische Schwierigkeiten bereiten. Phänomenologisch bzw. im Querschnittsbild ähnelt nämlich jeder der drei „zykloiden Psychosen" eine der drei „unsystematischen Schizophrenien". Da auch das Bipolaritätsphänomen obligat in beiden Krankheitsgruppen auftaucht, muß man das die Differentialdiagnose entscheidende kritische Detail anderswo suchen.
Die konkrete Frage lautet: Woran erkennt man im Querschnittsbild, daß es sich um eine (unsystematische) Schizophrenie handelt und evtl. eine Defektentwicklung zu befürchten ist?
Ein Defektsyndrom wird sich u. U. erst nach längerem Verlauf einer „unsystematischen Schizophrenie" identifizieren lassen. Wenn man aber weiß, in welchen psychischen Funktionsbereichen („Subsystemen") der Defekt zu erwarten ist, wird die Aufmerksamkeit im Falle der "unsystematischen Schizophrenien" auf folgende Bereiche gelenkt: Denken (inhaltlich und formal), (Psycho)-motorik, Sprache. Obwohl das Defektsyndrom bei jedem Subtyp der „unsystematischen Schizophrenien" besonders einen dieser Bereiche betrifft, lassen sich analoge Veränderungen,

nämlich eine Desintegration der Funktion, auch in den beiden anderen genannten Bereichen, zumindest fakultativ, beobachten.
Beispielsweise können bei einer „periodischen Katatonie" neben der motorischen Alteration (Parakinese) auch Störungen des Denkens und der Sprache beteiligt sein, die ansonsten für die „affektvolle Paraphrenie" bzw. die „Kataphasie" typisch sind.
Die u. U. irreversible Desintegration der Funktion im zentral betroffenen Funktionsbereich hat einige formale Charakteristika, die differentialdiagnostisch verwertbar sind:
1. Die normale Funktion des betroffenen Funktionsbereiches geht verloren (z. B. Parakinese anstelle normaler Motorik).
2. Das Bipolaritätsphänomen *verschwindet* im betroffenen Funktionsbereich; an seine Stelle tritt eine „funktionelle Dichotomie" (Spaltung) im Funktionsbereich.
3. Diese Dichotomie manifestiert sich in pathologischen Funktionen (z. B. Parakinese); der Dysfunktion liegt wesentlich eine *simultane* Betonung zweier Polaritäten *innerhalb* ein und desselben Funktionsbereiches zugrunde; ein solcher Vorgang wird bei bipolaren Funktionsstörungen *nicht* beobachtet, ist also *qualitativ* von den Bipolaritätsphänomenen verschieden.
4. Die übrigen Funktionsbereiche bleiben intakt oder auf dem Niveau einer *reversiblen* bipolaren Funktionsstörung (es sei denn, daß auch hier sekundäre Defektentwicklungen die Funktion zerstören).
Zur Veranschaulichung dieser Postulate zitieren wir einen Absatz aus LEONHARDs zusammenfassender Beschreibung der „periodischen Katatonie": „Die periodische Katatonie verläuft in hyperkinetischen und akinetischen Zuständen. Selten sind diese aber in reiner Form gegeben, vielmehr sind meist Symptome, die dem anderen Pol angehören, beigemischt.
Die Hyperkinese bekommt durch Beimengung akinetischer Züge eine gewisse Starrheit. Die Bewegungen laufen steif und ruckartig ab, die natürliche Grazie geht verloren, das harmonische Ineinanderspielen der Einzelabläufe ist nicht mehr gegeben." (Zitat Ende, S. 160)
Auch die anschließenden Beschreibungen LEONHARDs bestätigen als Grundvorgang die simultane Koexistenz polarer Qualitäten innerhalb ein und desselben Funktionsbereiches (siehe auch doppelte Richtung der Wahnbildung bei „affektvoller Paraphrenie").
Es liegt nahe, diesen offenbar schizophrenietypischen „dichotomen Funktionszerfall" nicht nur für die sichtbaren Funktionsanomalien, sondern auch für die Defektentwicklung verantwortlich zu machen. Man könnte also als „point of no return" in Bezug auf reversible und irreversible Störung – jedenfalls bei den bipolaren Psychosen – die Ablösung der Bipolaritätsphänomene durch Symptome des „dichotomen Funktionszerfalles" innerhalb eines der genannten psychischen Subsysteme bezeichnen, nämlich des Denkens, der (Psycho)-motorik oder der Sprache.
Zusammenfassend läßt sich sagen, daß ein genaues Studium von LEONHARDs „Aufteilung der endogenen Psychosen" brauchbare Anhaltspunkte für die Differentialdiagnose phänomenologisch ähnlicher, aber prognostisch sehr verschiedener bipolarer Psychosen im schizoaffektiven Übergangsgebiet liefert. Damit ist man auch einer "Funktionspathologie" der endogenen Psychosen einen Schritt näher gekommen.

2.2.5 Die neue "Bipolare Störung": alleiniger nosologischer Ort der Manie?

Die Validierung der Manie im Interesse klinischer Fragestellungen und zu Forschungszwecken setzt den Schritt von einer impressionistischen Beschreibung zu einer operationalisierten Erfassung der Krankheitsphänomene voraus.

Besonders in der anglo-amerikanischen Psychiatrie wird die Ansicht vertreten, daß weitere diagnostische Fortschritte wesentlich von der Entwicklung operationalisierter Anwendungsregeln (beispielsweise von genauen Einschluß- und Ausschlußkriterien für nosologische Einheiten) abhängen. Damit ist auch die Hoffnung verbunden, daß – erstmals in der Psychiatriegeschichte – ein *internationaler* Konsens in diagnostischen Fragen erreichbar ist.

Das 1980 von der American Psychiatric Association veröffentlichte Diagnostic and Statistical Manual of Mental Disorders, DSM-III, wird in diesem Zusammenhang – trotz mancher Kritik – mittlerweile von vielen Fachleuten aus aller Welt als Meilenstein in der Entwicklung der Psychiatrie angesehen und beispielsweise von PICHOT dem Erscheinen von KRAEPELINS Hauptwerk (1899) hinsichtlich seiner revolutionären Bedeutung gleichgesetzt. Die Herausforderung an die deutschsprachige Psychiatrie ist durch die inzwischen vorliegende deutsche Übersetzung des DSM-III noch gewachsen.

Abgesehen von den offenkundigen Vorteilen operationalisierter Anwendungsregeln im Bereich psychiatrischer Diagnostik sollte aber beachtet werden, daß mit den dabei unvermeidlichen Abstrahierungen vom klinischen Bild auch ein erheblicher Informationsverlust verbunden ist. Diagnosekriterien, Ratingskalen und normierte Interviews können nie die klinische Realität so prägnant wiedergeben, wie es beispielsweise KRAEPELIN und LEONHARD mit ihren anschaulichen Beschreibungen vermögen. Der Informationsverlust kann dabei kritische und entscheidende Details betreffen, insbesondere wenn *Syndromstereotype* als Ausgangsbasis für Diagnosekriterien dienen.

Für die Untersuchung der *manierelevanten* Gesichtspunkte des DSM-III erscheint es nicht nur bedeutsam, welche Klassifikation der affektiven Erkrankungen gewählt wurde, sondern auch, welche Überlegungen und Kontroversen diesem Resultat vorausgingen.

In dem bereits zitierten Handbook of Affective Disorders von PAYKEL (1982) gibt ANDREASEN, die maßgeblich an der Erarbeitung der diesbezüglichen DSM-III-Konzepte beteiligt war, auch einige wichtige Hintergrundinformationen zum Entscheidungsprozeß, der zu der endgültigen Fassung der Klassifikation affektiver Erkrankungen führte.

Generell wurde mit der DSM-III-Klassifikation die Absicht verfolgt, klinischen wie auch Forschungsbedürfnissen gerecht zu werden, sodaß Kompromisse unvermeidlich waren. Im Interesse größtmöglicher Reliabilität wurde versucht, Überschneidungen zwischen den einzelnen Kategorien auf ein Minimum zu begrenzen.

Nachstehende Tab. 15 soll zunächst die Klassifikation der affektiven Erkrankungen, die im DSM-III vorgenommen wird, veranschaulichen:

Tabelle 15

Classification of affective disorders in DSM-III
(Aus Andreasen, N. C.: Concepts, diagnosis and classification. In: Paykel, E. S. [ed.]: Handbook of Affective disorders [1982], Livingstone. Mit freundlicher Genehmigung).

Affective disorders

    Major affective disorders
        Bipolar disorders
            Manic
            Depressed
            Mixed

        Major depression
            Single episode or recurrent
            With or without melancholia
            With or without psychotic features

    Other specific affective disorders
        Cyclothymic disorder
        Dysthymic disorder

    Atypical affective disorders
        Atypical bipolar disorder
        Atypical depression

Psychotic disorders not elsewhere classified
    Schizo-affective disorder

Adjustment disorders
    With depressed mood

Aus der Tab. 15 wird zunächst ersichtlich, daß die affektiven Störungen in zwei Hauptgruppen unterteilt sind, nämlich Typische (Major) affektive Störungen und in die Anderen spezifischen affektiven Störungen (Other specific affective disorders). Die bipolar/monopolar-Unterscheidung fand ihren Niederschlag in der weiteren Unterteilung in Bipolare Störung (bipolar disorder) und Typische Depression (Major depression), wobei das Auftreten einer *manischen* Krankheitsepisode zum Unterscheidungskriterium gemacht wird.

Monopolare (unipolare) Manie wird im DSM-III *nicht* berücksichtigt. Dieses Vorgehen wird von ANDREASEN folgendermaßen begründet:

„Because most evidence has suggested that unipolar mania is relatively rare and that most manics eventually experience depression, a separate category for unipolar manic disorder has not been included. Rather manic patients who have not displayed depressive symptoms are classified under Bipolar Disorder, Currently Manic. Bipolar Disorder is subdivided into three groups, currently manic, currently depressed, and mixed (for those patients who cycle within a single episode)." (Zitat Ende)
Die DSM-III-Klassifikation enthält noch zwei weitere manierelevante Untergruppen:
1. Zyklothyme Störung (Cyclothymic disorder)
2. Atypische bipolare Störung (Atypical bipolar disorder)
Zu 1.: Das Hauptmerkmal der Zyklothymen Störung ist eine chronische Verstimmung von mindestens zweijähriger Dauer mit zahlreichen Perioden von Depression und Hypomanie, deren Schwere und Dauer jedoch nicht ausreicht, um die Kriterien einer Typischen depressiven oder einer Manischen Episode (vollständiges affektives Syndrom) zu erfüllen.
Die depressiven und die hypomanischen Perioden können getrennt sein durch Episoden normaler Stimmung, die jeweils bis zu einigen Monaten anhalten. In anderen Fällen sind beide Formen von Perioden durchmischt oder alternieren.
Zu 2.: Dieses ist eine Restkategorie für Individuen mit manischen Merkmalen, die nicht als Bipolare Störung fixiert werden können. Zum Beispiel: eine Person, die früher eine Typische depressive Episode hatte und sich jetzt in einer Krankheitsphase befindet, die einige manische Merkmale aufweist (hypomanische Episode), deren Schwere und Dauer aber nicht ausreicht, um den Kriterien einer Manischen Episode zu genügen. Solche Fälle wurden auch als „Bipolar II" bezeichnet. (Zitat Ende)

Offenbar enthalten beide Untergruppen bipolare Charakteristika und repräsentieren „Verdünnungsformen" der manisch-depressiven Psychosen, auf deren Existenz bereits KRAEPELIN aufmerksam gemacht hat.
Manierelevant erscheint auch die Tatsache, daß Schizoaffektive Störung (Schizoaffective disorder) in der DSM-III-Klassifikation zu einer Restkategorie (residual category) reduziert ist (unter der Rubrik: Psychotische Störungen, die nicht anderorts klassifiziert sind).
Dies stellt einen unter klinischen Gesichtspunkten wenig befriedigenden Kompromiß dar, der die Unsicherheit darüber wiederspiegelt, ob schizoaffektive Psychosen den schizophrenen oder den affektiven Erkrankungen zuzurechnen sind oder ob sie eine unabhängige dritte Krankheitsgruppe repräsentieren. Immerhin wurde durch dieses Vorgehen die noch in der ICD-9-Klassifikation (1980) (International Classification of Diseases, 9. Revision) vorgenommene Subsumierung schizoaffektiver Psychosen unter die Schizophrenien zugunsten eines neutraleren Standpunktes vermieden.
Auf diagnostische Kriterien für Schizoaffektive Störung konnten sich die Autoren des DSM-III nicht einigen, sodaß diese Kategorie als einzige (!) in der gesamten DSM-III-Nomenklatur *ohne* Definitionskriterien aufgenommen wurde. Angesichts der großen klinischen Bedeutung der schizoaffektiven Erkrankungen kann man diese Entscheidung der DSM-III-Autoren wiederum nur als Ausdruck allge-

meiner Unsicherheit angesichts der diagnostischen Probleme des schizoaffektiven Übergangsbereiches deuten. Leider kann der Kliniker das Problem nicht in analoger Weise ausklammern und muß eine therapeutische Entscheidung treffen.
Offenbar wollten sich aber die Autoren des DSM-III nicht völlig indifferent den neueren Forschungsergebnissen gegenüber verhalten, die die schizoaffektiven Erkrankungen eher unter die affektiven als unter die schizophrenen Psychosen placieren. Nach beträchtlichen Kontroversen wurde nämlich Depression mit *stimmungsinkongruenten* Wahnvorstellungen bzw. Halluzinationen unter die Typische Depression (mit psychotischen Merkmalen) subklassifiziert. Durch dieses Vorgehen wurde erreicht, daß einige der Patienten, die sonst zumindest als „schizoaffektiv" einzustufen wären, unter die Kategorie „Typische Depression" fallen (trotz des „schizophrenieverdächtigen" Symptoms der Stimmungsinkongruenz).
Dieses Beispiel zeigt u. E., welcher Unsinn mit dem differentialdiagnostisch unbrauchbaren Inkongruenzkriterium getrieben wird und macht auch offenkundige Widersprüche im DSM-III deutlich. Während nämlich bei der Typischen Depression „Inkongruenz" mit der Diagnose kompatibel bleibt, dient dasselbe Kriterium bei der Manie der Bipolaren Störung weitgehend als *Ausschlußkriterium*. Dies liegt daran, daß vielgestaltige, bipolare Krankheitsbilder viel häufiger als die monopolaren Erkrankungen Syndromsequenzen zeigen, die unter die Ausschlußkriterien fallen. Diese de facto gegensätzliche Verwendung des Inkogruenzkriteriums ist unlogisch und durch nichts zu begründen; zumindest wird das Kriterium selbst dadurch ad absurdum geführt.
Für die Manie gibt es in der DSM-III-Klassifikation nur einen einzigen nosologischen Ort, nämlich die Bipolare Störung.
Betrachtet man die *Ausschlußkriterien* für Manie, die ja nach dem soeben Gesagten mit den Ausschlußkriterien für Bipolare Störung identisch sind, so steht einerseits das fragwürdige Inkongruenzkriterium im Vordergrund; andererseits soll die Maniediagnose nicht kompatibel sein mit „Schizophrenie, Schizophreniformer Störung oder Paranoider Störung".
Daraus ergibt sich ohne weiteres, daß eine schizo-manische Symptomatik nicht unter Manie bzw. Bipolare Störung subsumiert werden kann.
Eine weitere Einschränkung der Maniediagnose ergibt sich aus der Bewertung folgender „katatoner" Symptome als stimmungsinkongruente psychotische Merkmale (?): Stupor, Mutismus, Negativismus, Haltungsanomalien.
Aus den *diagnostischen Kriterien* bzw. Symptombeschreibungen für Manische Episoden ist weiter ersichtlich, daß der Bereich weniger schwerer manischer Phänomenologie kaum verlassen wird (KRAEPELIN hätte hier oft noch von „Hypomanie" gesprochen). Schwere und schwerste (z. B. delirante) manische Phänomenologie bleibt völlig ausgeklammert.
Zusammenfassend läßt sich konstatieren, daß das DSM-III einem *restriktiven* und *stereotypen Manieverständnis* verpflichtet ist.

Es steht zu erwarten, daß folgende Krankheitserscheinungen durch die DSM-III-Definition für Manie *nicht* erfaßt und/oder *falsch interpretiert* werden:
1. Monopolare Manie und die „reinen Manien" (LEONHARD)
2. Verschiedene Erscheinungsformen bipolarer affektiver Erkrankung:
a) Mischbilder und paradoxe Syndrome (Beispiel: manischer Stupor)

b) Schwere Verlaufsformen und Sonderformen bipolarer Manie (Beispiel: delirante Manie)
c) Schizoaffektive bzw. schizo-manische Psychosen (Beispiel: LEONHARDs zykloide Psychosen)

Die DSM-III-Kategorie Bipolare Störung kann demnach nicht als repräsentativ für manische Krankheitserscheinungen betrachtet werden. Da Bipolare Störung die meisten bipolaren Phänomene nicht einschließt, ist der Begriff irreführend und fehl am Platze.

Diese Kritik trifft auch noch für die revidierte Version des DSM-III (DSM-III-R) zu, mit der Einschränkung, daß in der revidierten Form das Inkongruenzkriterium erfreulicherweise differentialdiagnostisch keine Rolle mehr spielt bzw. nicht mehr als mögliches Ausschlußkriterium für die Maniediagnose figuriert.

2.3 Manie: auch ein „Stiefkind" der Epidemiologie

„Unfortunately, we do not at present have any clearcut epidemiological information about the incidence and prevalence of bipolar manic-depressive psychosis in the general population. In fact, none of the comprehensive population studies published so far has taken into account a distinction between bipolars and unipolars."

PERRIS, 1982 (S. 48)

Das Statement von PERRIS dürfte auch heute noch Gültigkeit haben. Man steht vor der Situation, daß eine neue bipolare Krankheitseinheit, die „bipolare Störung" (DSM-III-Nomenklatur) das Erbe von KRAEPELINs MDE angetreten hat, ohne daß verläßliche epidemiologische Daten verfügbar wären. Aus der Sicht LEONHARDs ist die neue Krankheitseinheit zu eng gefaßt, da sie schwere und atypische Verlaufsformen seiner „manisch-depressiven Krankheit" ausschließt (ganz abgesehen von der gesamten manischen Phänomenologie im Rahmen der bipolaren zykloiden Psychosen!). Es handelt sich demnach um ein *restriktives* Maniekonzept; insofern werden unter Benutzung dieses Konzeptes gewonnene Zahlen bezüglich manischer Phänomenologie ohnehin nicht die wahren Verhältnisse wiedergeben. Bedenkt man, daß bereits KRAEPELIN über umfangreiches epidemiologisches *und* transkulturelles Material zur MDE verfügte (Forschungsreisen nach Java etc.), muß der gegenwärtige Stand der Dinge hinsichtlich bipolarer bzw. manischer Phänomenologie geradezu beschämend wirken! Nirgends wird deutlicher, wie sehr die Manie und damit auch das Bipolaritätsphänomen seit KRAEPELINs Zeiten in Vergessenheit gerieten. Es kommt natürlich noch hinzu, daß die internationale Kooperation und Koordination in Bezug auf eine Vereinheitlichung der Nosologie der endogenen Psychosen gewissermaßen noch in den Kinderschuhen steckt.

In der Kommentierung von LEFF (1981) sollen nachstehend die beiden wesentlichen mit Diagnosefragen beschäftigten internationalen Studien vorgestellt werden. Aus beiden Studien wird u. E. wieder ersichtlich, daß der Stellenwert der Manie durch die jeweils herrschenden Schizophreniekonzepte fast völlig determiniert ist, wobei ein „weitgefaßtes" Schizophreniekonzept in der Regel das „Aus" für ein eigenständiges Maniekonzept bedeutet (Beispiel: USA).

Bei den vorzustellenden Studien handelt es sich um das sog. U.S:U.K.-project (COOPER et al. 1972) und die International Pilot Study of Schizophrenia (IPSS) der WHO aus dem Jahre 1973.

Das U.S.:U.K.-Projekt kam zustande, nachdem gravierende Differenzen zwischen den Diagnosestatistiken amerikanischer und englischer psychiatrischer Krankenhäuser aufgefallen waren. Beispielsweise errechnete KRAMER (1961), daß die Erstaufnahmerate für manisch-depressive Erkrankungen in der Altersgruppe 55–64 Jahre in England und Wales *zwanzigmal höher* lag als in den USA. Wären diese Zahlen Ausdruck eines echten Unterschiedes in der Inzidenz manisch-depressiver Psychosen in beiden Ländern, böte sich damit natürlich eine ausgezeichnete Gelegenheit, mögliche Ursachen für diese Erkrankungen auf die Spur zu kommen. Um dieser Frage nachzugehen, war es von essentieller Bedeutung, zu klären, ob auf beiden Seiten des Atlantiks auch in der gleichen Weise diagnostiziert wurde.

Um die diagnostischen Praktiken in beiden Ländern vergleichbar zu machen, wurde folgende Strategie gewählt. Das aus sechs Forschungspsychiatern bestehende Projektteam wurde zunächst im Umgang mit einem semistrukturierten Interview (Present State Examination, PSE) zur Erfassung psychiatrischer Symptome trainiert. Regelmäßige Diskussionen, Austausch der Psychiater zwischen den Zentren New York und London, verbesserten die Übereinstimmung in der diagnostischen Prozedur; es wurden zahlreiche statistische Untersuchungen bezüglich der Konsistenz der Ergebnisse vorgenommen. Es erwies sich, daß das Psychiaterteam durch diese Maßnahmen zu einem diagnostischen Werkzeug geworden war, das denselben Maßstab der Diagnosefindung überall zuverlässig zur Anwendung brachte. Es stand allerdings zu erwarten, daß die von ihnen im Rahmen des Projektes gestellten Diagnosen mehr englische als amerikanische diagnostische Praktiken wiederspiegeln würden, da vier der sechs Psychiater ihre Facharztausbildung in England erhalten hatten. Dies wurde jedoch nicht als Nachteil betrachtet, solange nur sichergestellt blieb, daß der angewendete diagnostische Maßstab bezogen auf englische und amerikanische Patienten derselbe war.

Im ersten übernationalen Vergleich innerhalb des Projektes erfolgten diagnostische Interviews bei je 250 stationär aufgenommenen Patienten des Netherne Hospitals in der Nähe von London und des Brooklyn State Hospitals in New York. Projektpsychiater durften dabei nicht mit den behandelnden Psychiatern und anderen an der Behandlung beteiligten Personen kommunizieren. Für die Projektdiagnose wurde verbindlich die ICD-8 zugrunde gelegt. Die Krankenhausdiagnosen (hospital diagnoses), wie sie sich aus den Krankengeschichten ergaben, wurden in zehn diagnostische Gruppen eingeteilt. Tab. 16 zeigt nun einen Vergleich der wichtigsten diagnostischen Kategorien:

Man sieht anhand der Tabelle 16, daß die Krankenhausdiagnosen in Bezug auf drei der vier diagnostischen Kategorien hochsignifikante Unterschiede aufweisen; beispielsweise scheint Schizophrenie bei den Patienten aus Brooklyn fast zweimal so häufig aufzutreten wie bei den Netherne-Patienten. Depressive Psychose wurde etwa viermal häufiger von den Krankenhauspsychiatern des Netherne Hospitals diagnostiziert.

Tabelle 16

A comparison of the hospital and project diagnoses of the Brooklyn and Netherne patients[a] (aus Leff, J.: International variations in the diagnosis of psychiatric illness. In: Brit. J. Psychiat. 131 [1977] 329-338. Mit freundlicher Genehmigung).

	Brooklyn patients		Netherne patients	
	Hospital diagnosis	Project diagnosis	Project diagnosis	Hospital diagnosis
Schizophrenia	65,2[b]	32,4	26,0	34,0[b]
Depressive psychosis	7,2[b]	20,0[c]	28,0[c]	32,8[b]
Mania	0,8	6,8	3,6	1,6
Personality disorder	0,8[b]	2,4	4,4	8,4[b]

[a] The figures represent percentages of the total sample. Significance levels relate to comparison of the two sets of hospital disgnosis with each other, and the two sets of Project diagnosis with each other.
[b] $p\,0,01$.
[c] $p\,0,05$.

Im Kontrast dazu zeigten die *Projektdiagnosen* für beide Krankenhäuser eine viel größere Übereinstimmung, wobei erwartungsgemäß die Übereinstimmung mit den englischen Krankenhausdiagnosen größer war als die mit den amerikanischen.

Die Zahlen für *Manie* zeigen, daß die Krankenhauspsychiater in Brooklyn diese Diagnose nur bei 0,8% ihrer Patienten stellten (gegenüber 6,8% Maniediagnosen durch die Projektpsychiater).

In einer weiteren Untersuchung wurden nun psychiatrische Patienten aus jeweils neun psychiatrischen Krankenhäusern bzw. Einrichtungen in New York und London verglichen, indem man nach dem Zufallsprinzip zwischen 150–200 stationäre Aufnahmen in diese Einrichtungen berücksichtigte bzw. miteinander verglich. Die diagnostische Prozedur war exakt dieselbe wie beim Brooklyn/Netherne-Vergleich. Die wesentlichen Ergebnisse zeigt Tab. 17.

Tabelle 17

A comparison of the hospital and project diagnoses of the New York and London patients

	New York patients		London patients	
	Hospital diagnosis	Project diagnosis	Project diagnosis	Hospital diagnosis
Schizophrenia	61,5	29,2	35,1	33,9
Depressive psychosis	4,7	19,8	22,3	24,1
Mania	**0,5**	**5,7**	**6,3**	**6,9**
Personality disorder	1,0	4,2	2,9	4,6

Quelle: modifiziert nach Leff (1981)

Diesmal finden sich in allen vier Diagnosegruppen signifikante Unterschiede bei den Krankenhausdiagnosen, die bei Vergleich der Projektdiagnosen sämtlich verschwinden.

Auch diese Untersuchung zeigt, daß das US-amerikanische Schizophreniekonzept zum Zeitpunkt der Untersuchung offenbar weitgefaßter war als das englische und bestätigt insofern die Ergebnisse anderer Untersuchungen. U. a. schließt das amerikanische Schizophreniekonzept fast alle in England als Manie diagnostizierten Fälle ein; infolgedessen existiert Manie als eigenständige Diagnose in New York praktisch nicht mehr (0,5% Krankenhausdiagnosen gegenüber 5,7% Projektdiagnosen für Manie).

Einen weiteren internationalen Vergleich diagnostischer Praktiken stellt die *„Internationale Pilotstudie für Schizophrenie"* (IPSS) der WHO aus dem Jahre 1973 dar. Es handelt sich dabei um eine „transkulturelle" Untersuchung von insgesamt 1202 psychotischen Patienten in neun verschiedenen Ländern: Kolumbien, Tschechoslowakei, Dänemark, Indien, Nigeria, China, Sowjetunion, England und USA.

Mit dieser Pilotstudie sollten wissenschaftliche Grundlagen für zukünftige internationale epidemiologische Studien psychiatrischer Krankheiten erarbeitet werden.

Ein Hauptziel der Untersuchung bestand darin, zu prüfen, ob die von Psychiatern verschiedener Länder diagnostizierte Schizophrenie dieselben Muster (pattern) von Symptomen und „Zeichen" (signs) aufwies.

Es war daher notwendig, die beteiligten Psychiater verschiedener Nationalität darin zu trainieren, Symptome und Krankheitszeichen in standardisierter Weise wahrzunehmen. Als Interviewmethode wurde wieder die Present State Examination (PSE) zugrundegelegt und zu diesem Zweck in sieben andere Sprachen übersetzt. Während im oben beschriebenen U.S.:U.K-Projekt das Forscherteam als „transportabler diagnostischer Standard" agierte, zielte die IPSS-Studie darauf ab, die diagnostischen *Gewohnheiten* der beteiligten Psychiater zu vergleichen, deren Verhalten man als repräsentativ für die psychiatrische Praxis in dem betreffenden Land ansah. Deshalb wurden die beteiligten Psychiater zwar im Gebrauch der PSE trainiert, waren im übrigen aber angehalten, ihren üblichen Gewohnheiten entsprechend bei psychotischen Patienten die Diagnose zu stellen.

Die Kriterien für „Psychose" waren dabei bewußt weitgefaßt, um die ganze Variationsbreite psychotischer Symptomatik einzubeziehen.

Unter diesen Voraussetzungen erfüllten insgesamt 1202 Patienten aus den genannten Ländern die Einschlußkriterien für „Psychose"; von diesen Patienten erhielten 77,5% eine „lokale" Schizophreniediagnose.

Parallel zu dieser „lokalen" Diagnose kam ein *Computerprogramm* für die diagnostische Bewertung der von den psychotischen Patienten gebotenen Symptome zur Anwendung („Catego"), als dessen wesentliche Voraussetzungen wiederum die PSE-Kriterien, die SCHNEIDERschen Schizophreniekriterien sowie eine *hierarchische* Bewertung von Symptomen (veranschaulicht in Abb. 6) zu nennen wären.

Die Ergebnisse der Present State Examination (PSE), also eines semistrukturierten Interviews, wurden für jeden der psychotischen Patienten per Computer anhand des „Catego"-Programmes ausgewertet. Die auf diese standardisierte Weise gewonnenen Diagnosen (computer assisted diagnosis) verglich man nun mit den „lokalen" Diagnosen, die die Projektpsychiater in den einzelnen Ländern gestellt hatten

Abb. 6 The hierarchical pyramid of symptoms (nach J. Leff: Psychiatry around the globe – a transcultural view. Marcel Dekker, New York and Basel 1981. Mit freundlicher Genehmigung).

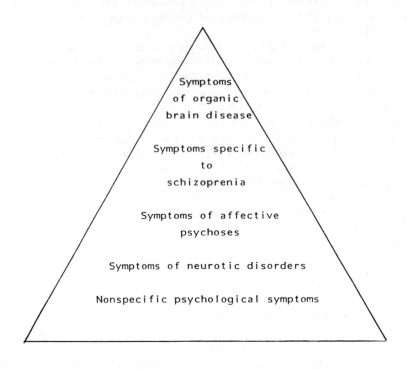

und hoffte so Aufschlüsse über die diagnostischen Gewohnheiten in den betreffenden Ländern zu erhalten.

Das Resultat dieses Vergleichs veranschaulicht die Tab. 18. Die „Catego"-Klassen S, P und O sind Äquivalente der klinischen Diagnosen „Schizophrenie" und „paranoide Psychose". Die Klasse M entspricht der klinischen Diagnose „Manie" und die Klassen D, R und N repräsentieren „depressive Psychosen" und „Neurosen". Die letzte Zeile der Tabelle zeigt die totale Diskrepanz zwischen „Catego"-Diagnosen und den jeweiligen lokalen klinischen Diagnosen für jedes Land.

Aus der Tabelle wird zunächst ersichtlich, daß die totale Diskrepanz zwischen „Catego"-Diagnose und „lokaler" Diagnose für das – England repräsentierende – Londoner Zentrum am geringsten ist. Dies erklärt sich leicht aus der Tatsache, daß LEFF, der fast alle „lokalen" Diagnosen bei den Londoner Patienten stellte, ein Kollege von WING war, der weitgehend für die Konstruktion des „Catego"-Programmes verantwortlich war.

Tabelle 18

A comparison of center diagnosis and Catego classes.

Catego classes	Aarhus	Agra	Cali	Ibadan	London	Moscow	Taipei	Washington	Prague
	\multicolumn{9}{c}{Center schizophrenia and paranoid psychoses}
S, P, O	73	92	97	117	100	52	107	75	73
M	–	5	4	5	1	10	–	11	8
D, R, N	4	3	1	–	–	21	–	10	7
	\multicolumn{9}{c}{Center mania}
S, P, O	4	2	–	1	1	1	1	–	–
M	18	18	3	3	6	–	5	4	9
D, R, N	–	–	–	–	–	2	–	1	–
	\multicolumn{9}{c}{Center depressive psychoses and neuroses}
S, P, O	4	6	2	7	3	4	4	3	2
M	5	2	1	1	–	1	1	1	–
D, R, N	15	9	6	9	16	20	13	16	25
Total patients	123	137	114	143	127	111	131	121	124
% Discrepancy	13,8	13,1	7,0	9,8	3,9	35,1	4,6	21,5	13,7

Quelle: modifiziert nach LEFF (1977)

Weiter sieht man, daß gravierende Abweichungen von den Computerdiagnosen für Moskau und Washington konstatierbar sind. Dies muß als Indiz dafür gewertet werden, daß in diesen Zentren substantiell andere diagnostische Maßstäbe gelten, nicht nur im Vergleich zu „Catego", sondern auch verglichen mit den sieben übrigen Zentren.

Klammert man Moskau und Washington aus, beträgt die diagnostische Übereinstimmung zwischen den sieben verbleibenden Zentren und „Catego" 95,5% für Schizophrenie und 86,2% für affektive Psychosen und Neurosen. Für Moskau und Washington zusammen beträgt die Übereinstimmung mit „Catego" dagegen nur 70,5%.

Aus der Tabelle 18 erkennt man ohne weiteres, daß dieser Diskrepanz offenbar ein sehr weitgefaßtes Schizophreniekonzept zugrunde liegt; jedenfalls erhielten 31 der Moskauer Patienten und 21 der Washingtoner Patienten die laut „Catego" der „Manie", „depressiven Psychosen" oder „Neurosen" in diagnostischer Hinsicht hätten subsumiert werden müssen, in den beiden genannten Zentren eine Schizophreniediagnose.

Dies erscheint um so schwerwiegender, als das „Catego"-Programm selbst aufgrund der oben genannten Kriterien, insbesondere der hierarchischen Bewertung der Symptome, eine Prädilektion für die Schizophreniediagnose impliziert, zumindest bei Vorliegen einer schizoaffektiven Symptomatik.

Während in Aarhus und Agra bei einer vergleichbaren Patientenzahl je 18 Manien diagnostiziert wurden, erhielt kein einziger der Moskauer Patienten eine Maniediagnose.

Der theoretische Hintergrund für die abweichenden Schizophreniekonzepte in Washington und Moskau ist nach Ansicht von LEFF sehr verschieden, wenn auch das Resultat, nämlich eine Expansion der Schizophreniediagnose zuungunsten der affektiven Erkrankungen, ähnlich ist.

Für die US-amerikanische Entwicklung wird die psychoanalytische Theorie verantwortlich gemacht, die bei Psychosen intrapsychischen Prozessen (z. B. „Projektion") große Bedeutung zumißt, ebenso dem Konzept der „Ichstärke". Diese Abstraktionen geben nach der psychoanalytischen Theorie den dynamischen Hintergrund für eine ganze Reihe von Symptomen ab und dienen gleichzeitig als Kriterium für das Vorliegen einer Psychose. Diese Abhängigkeit des diagnostischen Prozesses von nicht direkt beobachtbaren Abstraktionen führt nach LEFF zu dem breiten Schizophreniekonzept in den USA.

Für das Moskauer psychiatrische Zentrum ergibt sich dagegen folgende Situation: Dort habe sich eine Schule unter Prof. SNEZHNEVSKY entwickelt, die der Verlaufsbeobachtung und der im Intervall erreichten sozialen Anpassung des Patienten größere Bedeutung zumesse als den Symptomen der Psychose selbst. Dabei werden die Phänomene der Krankheit keineswegs ignoriert oder vernachlässigt (wie in den ՝ 3A); im Gegenteil erfolgt eine sorgfältige Beschreibung der Symptome. Der Unterschied liege lediglich in der geringeren Signifikanz, die der akuten psychotischen Episode im Vergleich zu den o. g. Kriterien beigemessen werde.

Nach Verlaufskriterien unterscheide die Moskauer Schule drei Schizophrenietypen (siehe Abb. 7).

Periodische Schizophrenie besteht aus rezidivierenden akuten psychotischen Episoden, die von englischen Psychiatern (und „Catego") als manisch oder depressiv eingestuft würden und deren Verlauf nach Abklingen der Episode durch vollständige soziale Reintegration bzw. Erreichen des prämorbiden Levels gekennzeichnet ist.

Bei der „schrittweisen" (stepwise) Schizophrenie ist dagegen ein Niveauverlust bezogen auf soziale Anpassung nach Abklingen jeder akuten Krankheitsepisode zu konstatieren.

Beim dritten Typ (sluggish) gibt es keine abgrenzbaren Episoden, sondern einen chronisch-prozeßhaften, mit Defektbildung einhergehenden Verlauf (chronische Schizophrenie).

LEFF weist im übrigen darauf hin, daß die Moskauer Schule nicht unbedingt als repräsentativ für die ganze Sowjetunion anzusehen sei.

Er kommt zu folgendem Fazit der beiden genannten Untersuchungen, nämlich des U.S.:U.K-Projekts und der IPSS: Man habe nachweisen können, daß Psychiater in den USA und in Moskau offenbar abweichende operationale Kriterien für Schizophrenie benutzen (verglichen mit den übrigen Zentren), daß jedoch die *Symptommuster*, die von psychotischen Patienten weltweit gezeigt werden, bemerkenswert ähnlich sind.

Abb. 7 Varieties of schizophrenia in the Moskow school
(aus J. Leff: International variations in the diagnosis
of psychiatric illness. In: Brit.J.Psychiat. 131 [1977]).

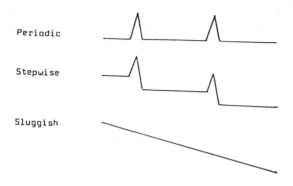

Man könne daraus folgern, daß sowohl Schizophrenie wie auch manisch-depressive Psychosen in verschiedenen kulturellen Settings eine gleichartige Symptomatologie zeigen.

Die *Universalität* der *funktionellen Psychosen* könne als bewiesen gelten, mit zwei kleinen Einschränkungen: die in der westlichen Kultur entwickelten Instrumente zur Erfassung psychotischer Phänomenologie könnten kulturelle Stereotype westlicher Zivilisation beinhalten. Es wäre daher wünschenswert, die Untersuchungen mit diagnostischen „Instrumenten" zu wiederholen, die in einer nicht-westlichen Kultur entwickelt wurden.

Die zweite Einschränkung der obigen Behauptung gelte der Tatsache, daß die Universalitätshypothese bei analphabetischen Kulturen (preliterate cultures), wie man sie noch in Neu-Guinea oder bei südamerikanischen Indianern findet, noch nicht überprüft wurde.

Aus der großen Übereinstimmung zwischen „Catego" und sieben verschiedenen Zentren (Washington und Moskau ausgenommen) kann man schließen, daß die diagnostischen Maßstäbe sehr ähnlich sein müssen.

Größte Bedeutung kommt dabei den offenbar weltweit anerkannten SCHNEIDERschen „Symptomen ersten Ranges" für Schizophrenie (SCHNEIDER, 1957) zu.

LEFF fragt sich, wie diese Popularität der SCHNEIDERschen Kriterien zustandekommt. Attraktiv sei zunächst einmal die Möglichkeit, bei Vorliegen eines dieser Symptome *automatisch* die Schizophreniediagnose stellen zu können. Nur bei einer verschwindend geringen Minderheit von Fällen werde bei Vorliegen eines solchen Symptomes eine andere Diagnose als Schizophrenie gestellt. Der Beweischarakter dieser Symptome für Schizophrenie werde also weltweit anerkannt.

Ein weiterer Vorteil der SCHNEIDERschen Kriterien liege darin, daß sie keine kulturspezifischen Implikationen enthalten und deshalb in jeder Sprache und in jedem kulturellen Setting anwendbar sind.

Es müsse aber andererseits betont werden, daß weltweit Psychiater auch dann Schizophreniediagnosen stellen, wenn „Symptome ersten Ranges" nach SCHNEIDER fehlen. Gerade diese Patienten seien aber in diagnostischer Hinsicht strittig. Ihr Anteil an allen als schizophren eingestuften Patienten variiere beträchtlich, offenbar in Abhängigkeit von einer engen oder weiten Fassung des Schizophreniekonzeptes. So würden beispielsweise „Symptome ersten Ranges" bei 68% der in London als schizophren diagnostizierten Patienten gefunden, aber nur bei 25% der als schizophren diagnostizierten Patienten in Sri Lanka.

3 Manie und Bipolaritätsphänomene: Ihre praktische und theoretische Bedeutung

Im abschließenden dritten Teil dieser Arbeit sollen die Beziehungen zwischen Bipolaritätsphänomenen im allgemeinen und manischer Phänomenologie im besonderen zusammenfassend erörtert werden. Dabei wird einerseits die Signifikanz manischer Syndrome für die Identifizierung von Bipolaritätsphänomenen hervorzuheben sein; andererseits muß nochmals betont werden, daß Manie auch *außerhalb* der bipolaren Phänomene existiert. Der Stellenwert manischer Syndrome für das Gesamtkonzept der endogenen Psychosen und deren Differentialdiagnose wird synoptisch beurteilt.

Um Manie im Einzelfall zu identifizieren und zu differenzieren, ist es wichtig, sich von stereotypen Vorstellungen freizumachen. Ein engstirniges Konzept „typischer Manie" ist in diesem Zusammenhang besonders gefährlich. Da die meisten Diagnosekriterien und Ratingskalen an solchen Stereotypen orientiert sind, besteht die große Gefahr, daß die „atypischen" Fälle verkannt werden. Zur Differenzierung bipolarer wie monopolarer Krankheitserscheinungen sollte man von einer isolierten Betrachtung der affektiven Ebene grundsätzlich zu einer gleichberechtigten Einbeziehung aller betroffenen psychischen „Subsysteme" übergehen.

Der dynamische Anteil des Bipolaritätsphänomens („switch-process") ist vermutlich wesentlich interessanter für die Erforschung der bipolaren Erkrankungen und die Entwicklung funktionspathologischer Modelle als die „Polarisierungszustände" (z. B. Manie und Depression), die klinisch im Vordergrund stehen. Auf die in diesem Bereich geleistete Arbeit wird hingewiesen.

Es wird auch noch einmal das Auftreten psychiatrisch relevanter Bipolaritätsphänomene außerhalb bzw. im Vorfeld der endogenen Psychosen erörtert. KRAEPELIN beschreibt eingehend das Übergangsgebiet zwischen psychischer Normalität, affektiven Persönlichkeitsvarianten und affektiver Erkrankung. Weiter stellt sich die Frage, ob auch bei nicht-psychiatrischen Erkrankungen Bipolaritätsphänomene vorkommen bzw. patho-physiologisch relevant sind. Bedeutsam erscheint die Frage nach Zusammenhängen zwischen natürlichen Biorhythmen und pathologischen Bipolaritätsphänomenen.

Schließlich soll die therapeutische Beeinflussung von manischen bzw. Bipolaritätsphänomenen und der heuristische Wert dieser Manipulationen in Grundzügen erörtert werden, unter Einbeziehung des Problems der sog. „sekundären Manie".

3.1 Manie, Bipolarität und die Einteilung der endogenen Psychosen

3.1.1 Einheitspsychose versus Subtypen: Läßt sich der Gegensatz überwinden?

Wie die im Kapitel 2.2 der vorliegenden Arbeit beschriebenen Positionen hinsichtlich der Einteilung der endogenen Psychosen zeigen, ist selbst die ehrwürdige KRAEPELINsche Unterscheidung in affektive und schizophrene Psychosen von Vertretern der „Einheitspsychose" in Frage gestellt worden. Auch wenn Subtypisierung unter wissenschaftlichen und klinischen Gesichtspunkten in höchstem Maße wünschenswert erscheint, hätte es keinen Sinn, irgendwelche nosologischen Artefakte zu schaffen, wenn *dimensionale* Konzepte wirklich angebrachter wären, als die herkömmlichen *kategorialen* Konzepte.

Es wird im übrigen oft übersehen, daß KRAEPELIN selbst, bezogen auf die Gesamtheit der *affektiven* Psychosen, einen klar dimensionalen Ansatz vertritt, indem er weitere Subtypisierungen für überflüssig hält und für sein MDE-Konzept einen Alleinvertretungsanspruch im Bereich funktioneller affektiver Psychosen erhebt. KRAEPELIN glaubte, sämtliche affektiven Varianten zwanglos dem *Bipolaritätsphänomen* subsumieren zu können und hielt weitere nosologische Unterteilungen für artefiziell. Insbesondere erschien ihm eine monopolar/bipolar-Unterscheidung phänomenologisch unbegründet und nicht praktikabel.

Auch wenn eine gegebene affektive Erkrankung im gesamten Verlauf keine *Polaritätswechsel* aufwies, zweifelte KRAEPELIN nicht an der Zugehörigkeit zu der von ihm konzipierten manisch-depressiven Krankheitseinheit (MDE), als deren funktionelle Basis er das Bipolaritätsphänomen erkannte. Für ihn enthielt jedes vermeintlich monopolare Krankheitsbild zumindest das Potential für ein Umschlagen in die gegensätzliche Polarität, und das Querschnittsbild unterschied sich in nichts von gesicherten bipolaren Formen.

Im Gegensatz dazu hält LEONHARD den monopolar/bipolar-Gegensatz für essentiell; für ihn sind weder die zugrunde liegenden Funktionsstörungen identisch, noch das jeweilige klinische Bild.

Bei den endogenen Depressionen hat sich LEONHARDs grundsätzliche Unterscheidung mittlerweile weltweit durchgesetzt und weiter bestätigen lassen. Die analoge Entwicklung für die Manien läßt noch auf sich warten.

Im Bereich der monopolaren wie der bipolaren Erkrankungen trifft LEONHARD bekanntlich noch viele weitere subtile Unterscheidungen. Von besonderer Bedeutung ist seine Erkenntnis, daß bestimmte („unsystematische") Schizophrenieformen bipolare Charakteristika aufweisen.

Die Koexistenz bipolarer und schizophrener Krankheitsphänomene konstituiert die enormen diagnostischen Probleme im schizoaffektiven Übergangsbereich; darauf soll weiter unten nochmals eingegangen werden.

Die LEONHARDsche Unterscheidung in monopolare und bipolare Krankheiten macht jedenfalls deutlich, daß es prinzipiell möglich ist, valide Subtypisierungen auch dort durchzuführen, wo eine lediglich an der Syndromebene orientierte Differenzierung versagt.

Offenbar zeigt der Phänotypus bipolarer (vielgestaltiger) Krankheiten bei Synopse aller verfügbaren Beurteilungskriterien (Häufigkeit der Umschaltprozesse, familiäre Belastungsmuster, Krankheitsausgang usw.) doch soviel individuelle Konstanz, daß eine Zuordnung zur „manisch-depressiven Krankheit", zu den „zykloiden Psychosen" oder den „unsystematischen Schizophrenien" zustandekommt.

Bezogen auf den scheinbar unüberbrückbaren Gegensatz kategorial/dimensional, stellt LEONHARDs Ansatz insofern einen intelligenten Kompromiß dar, als kategoriale und dimensionale Aspekte integriert werden. Kategorial ist beispielsweise die monopolar/bipolar-Unterscheidung; dimensional ist die Zusammenfassung aller bipolaren Krankheitsbilder, kategorial wiederum deren Subtypisierung.

Es ist eine Tatsache, daß trotz des weltweiten Siegeszuges der kategorialen monopolar/bipolar-Unterscheidung das Maniekonzept (soweit vorhanden) einem *dimensionalen* Ansatz verpflichtet bleibt. Dies kommt unter anderem darin zum Ausdruck, daß die monopolar/bipolar-Unterscheidung für manische Phänomenologie (noch) keine Anwendung findet.

Die Ursache für die Attraktivität dimensionaler Vorstellungen bezüglich der Manie ergibt sich vielleicht daraus, daß die manischen Krankheitserscheinungen, die ja per definitionem eine Plussymtomatik repräsentieren, eine kontinuierliche Übergangsreihe von leichtester hypomanischer Symptomatik bis hin zu schwersten psychotisch-konfusionalen Erregungszuständen zu bilden scheinen. Die analoge Übergangsreihe bei den depressiven Krankheitsbildern ist weniger eindrucksvoll, weil hier Minussymptome prävalieren.

Dramatische, stadienhaft mehrere Schweregrade durchlaufende Manifestationen manischer Phänomenologie bei ein und demselben Patienten haben aber offenbar eine andere Dynamik und möglicherweise auch eine andere Funktionspathologie als die typisch bipolaren Krankheitserscheinungen, die zwar auch als vielgestaltig imponieren, aber in der Regel nicht die Charakteristika von „Durchgangssyndromen" (im Sinne WIECKs) annehmen. Während bei den angesprochenen foudroyanten Verläufen nach Erreichen des Maximums ebenso rasch und stadienhaft die Rückbildung zur Norm einsetzt, wird doch im Normalfall nach Erreichen eines bestimmten Ausmaßes an Auslenkung bzw. Polarisierung dieses „Plateau" für einen beträchtlichen Zeitraum beibehalten (im Falle der Manie in der Regel drei Monate) bevor die Rückbildung zur Norm erfolgt.

Es fällt auf, daß die nach Art von schweren „Durchgangssyndromen" sich akut entwickelnden und ebenso rasch wieder abklingenden manischen Syndrome häufig mit Fällen sogenannter „sekundärer Manie" (siehe Kapitel 3.4.2) in Zusammenhang gebracht werden.

In jedem Fall bleibt zu klären, ob derartige besondere Verlaufsformen überhaupt Ausdruck von Bipolaritätsphänomenen sind. Mangels echter Polarisierung könnte es sich auch um *unspezifisch-endotoxische Erregungszustände* handeln, die in einem bestimmten Stadium die Krankheitserscheinungen der bipolaren Manie *imitieren*. Jedenfalls haben derartige stadienhafte Metamorphosen eines Krankheitsbildes immer starke Argumente für die Vertreter dimensionaler Konzepte („Einheitspsychose") geliefert.

Vielleicht sind die genannten Sonderformen auch der Grund dafür, daß sich manische Phänomenologie nicht zwanglos in Symptomhierarchien einordnen läßt (siehe auch Abb. 6), weil maniforme Symptomatik praktisch auf jedem „Level", einschließlich der hierarchisch übergeordneten „schizophrenen" und „hirnorganischen" Ebene, repräsentiert ist.

3.1.2 Differenzierung zwischen Manie und Schizophrenie: Plädoyer für phänomenologisches Vorgehen

Bipolarität und manische Phänomenologie finden sich sowohl bei LEONHARDs „zykloiden Psychosen" wie auch bei seinen „unsystematischen Schizophrenien".

Sie stellen somit *kein* brauchbares differentialdiagnostisches Kriterium im schizoaffektiven Übergangsbereich dar.

Wir haben bereits darauf hingewiesen, daß die getrennte Betrachtung verschiedener psychischer Funktionsbereiche („Subsysteme") hier möglicherweise weiterhilft, indem man bei Auftreten von Simultanphänomenen innerhalb eines einzigen Funktionsbereiches die Diagnose einer unsystematischen Schizophrenie noch vor Sicherstellung einer Defektentwicklung wahrscheinlich machen kann.

Die Phänomenologie eines derartigen „dichotomen Funktionszerfalls" haben wir in Anlehnung an LEONHARDs Beschreibung des klinischen Bildes der „periodischen Katatonie" geschildert. Analoge Vorgänge (in anderen Subsystemen) sind für die übrigen Formen unsystematischer Schizophrenie zu fordern.

Die *katatonen* Krankheitserscheinungen bieten sich für die Registrierung von Simultanphänomenen besonders an; dagegen liegt es in der Natur anderer der von uns angeführten psychischen Funktionen, daß sich Simultanphänomene dort nur *indirekt* erschließen lassen. Beispielsweise verbietet die Denk- und Sprechexekutive die parallele Wiedergabe von Simultanprozessen. Auch die affektive Ebene (Stimmung) ist in dieser Hinsicht wenig aussagekräftig. So könnten sich zwar hinter extremer Stimmungslabilität Simultanprozesse verbergen; das Symptom könnte aber ebensogut Ausdruck hochfrequenter bipolarer Umschaltprozesse sein.

Vielleicht ist die wichtige und differentialdiagnostisch brauchbare Unterscheidung zwischen *Bipolaritätsphänomenen* und *Simultanphänomenen* deshalb solange unbeachtet geblieben, weil einzig und allein die *Motorik* die unzweideutige Beobachtung von Simultanvorgängen gestattet.

Eine Differenzierung katatoner Störungen unter funktionspathologischen und prognostischen Gesichtspunkten erscheint wünschenswert und würde etwa folgendermaßen aussehen (Tab. 19):

Tabelle 19

Nosologische Subtypisierung katatoner Phänomene anhand funktionspathologischer Kriterien

	Hyperkinetisch-akinetische Motilitätspsychose	Periodische Katatonie	Katatone Formen systematischer Schizophrenie
Psycho-Motorik	Bipolaritätsphänomene (obligat reversibel)	Simultanphänomene (dichotomer Funktionszerfall)	obligate Defektentwicklung (Funktionsfragmente)
Affektivität	Bipolaritätsphänomene (obligat reversibel)	Bipolaritätsphänomene	obligate Defektentwicklung

Bipolarität und manische Krankheitserscheinungen eignen sich zwar nicht für die Differentialdiagnose im schizoaffektiven Übergangsbereich; es kommt ihnen aber praktische Bedeutung für die Unterscheidung zwischen unsystematischen und systematischen Schizophrenien zu.

Aus einer statistischen Analyse, die LEONHARD bei 500 Schizophrenen durchführte (1980), geht unter anderem hervor, daß erregte oder euphorische Phasen (Pluspolarität) nur bei 2,6% der *systematischen* Schizophrenien auftrat, bipolarer Wechsel sogar nur bei 1,6%.

Die genannten Kriterien werden von LEONHARD wie folgt definiert:

„Als Schwankungen nach dem ‚positiven' Pol wurde gezählt, wenn ein Patient eine deutlich erregte oder euphorische Phase hatte, die den progredienten Verlauf der Krankheit einleitete oder später unterbrach. Als Schwankungen nach dem ‚negativen' Pol wurde gezählt, wenn eine gehemmte oder depressive Phase auftrat. Ein Patient mit einer Schwankung nach beiden Polen wurde in der Rubrik ‚positiv' oder ‚negativ' nicht mehr gezählt." (Zitat Ende, S. 320)

Im einzelnen lassen sich die von LEONHARD errechneten Prozentzahlen für die unsystematischen und die systematischen Schizophrenien folgendermaßen gegenüberstellen (Tab. 20).

Tabelle 20

Häufigkeit manischer „Plussymptome" bei den Schizophrenien
(nach Leonhard, K.: Aufteilung der endogenen Psychosen. 5. Aufl. 1980, Akademie-Verlag, Berlin. Mit freundlicher Genehmigung).

	Unsystematische Schizophrenien	Systematische Schizophrenien
Kein endogener Wechsel	24,6%	75,7%
Schwankungen nach dem positiven Pol	7,3%	2,6%
Schwankungen nach dem negativen Pol	17,8%	20,1%
Schwankungen nach beiden Polen	49,7%	1,6%
Pluspolarität insgesamt	57,0%	4,2%

Da ja auch bipolarer Wechsel definitionsgemäß Pluspolarität beinhaltet, ergibt sich Pluspolarität für insgesamt 57,0% der *unsystematischen* Schizophrenien, jedoch nur für insgesamt 4,2% aller *systematischen* Schizophrenien.

Man kann aus diesen eindrucksvollen Unterschieden folgern, daß die Diagnose einer (prognostisch ungünstigen) *systematischen* Schizophrenie bei Auftreten nur einer einzigen „deutlich erregten oder euphorischen Phase" (im Sinne der obigen LEONHARDschen Definition) relativ unwahrscheinlich wird. Dies gilt auch für den Krankheitsbeginn und reflektiert die alte psychiatrische Erfahrung, daß die mit akuter Erregung einsetzenden Psychosen prognostisch günstiger sind als diejenigen mit schleichendem Beginn.
Betrachtet man die differentialdiagnostischen Probleme im schizoaffektiven Übergangsbereich einmal unter pharmakologischen Gesichtspunkten, so fällt auf, daß die These einer *dopaminergen Überfunktion* (Dopaminhypothese) sowohl für Schizophrenie als auch für Manie vertreten wird. Die pharmakologische Evidenz für die Beteiligung dopaminerger Mechanismen bei der Manie hat SILVERSTONE (1985) zusammengefaßt.
Die pathologischen Vorgänge sollen sich demnach bei der Manie im mesolimbischen System (A 10 area in the ventral tegmentum) abspielen und wesentlich dopaminerg vermittelt sein (in Interaktion mit cholinergen und Gaba-vermittelten Mechanismen).
Obwohl die Dopaminhypothese der Schizophrenie nicht unwidersprochen geblieben ist, ist die therapeutische Wirksamkeit von Dopaminantagonisten, zumindest was die „Plussymptome" der Schizophrenie betrifft, evident. Daß Neuroleptika auch manische Krankheitserscheinungen beeinflussen, beweist allerdings keineswegs, daß manische und schizophrene Plussymptome identisch sind. Die Annahme, daß es sich um dieselbe Funktionsstörung – nur in verschiedenen Hirnbereichen – handelt, erscheint ebenso wenig plausibel. Warum sollte dieselbe Funktionsstörung im einen Fall remittieren und im anderen Fall defektbildend sein?

Es erscheint daher ratsam, die Existenz zweier verschiedener Funktionsstörungen zu postulieren, die sich im übrigen vermutlich tatsächlich in verschiedenen Funktionsbereichen abspielen. Dann bliebe aber zu erklären, warum Dopaminantagonisten *beide* Funktionsstörungen beeinflussen. Es ist bekannt, daß Neuroleptika *jede* Form psychischer Erregung dämpfen und auch im Fall der Schizophrenie bevorzugt bei den erregten Formen wirken. Es wird aber dabei nicht nur die Erregung, sondern gleichzeitig auch die *produktiv-psychotische* Symptomatik recht zuverlässig beseitigt. Produktiv-psychotische Symptomatik wird aber nicht nur kompensiert, wenn sie Folge einer schizophrenen Störung ist, sondern mit gleicher Effizienz, wenn sie bei Manien oder im Rahmen anderer Krankheiten (Anfallsleiden, hirnorganische Prozesse usw.) auftreten. Demnach handelt es sich hier ebenfalls um eine relativ unspezifische Wirkung, die keine unmittelbaren Schlüsse auf die zugrundeliegende Funktionsstörung und deren Verursachung zuläßt.
Wir haben postuliert, daß bei LEONHARDs „unsystematischen" Schizophrenien die *Koexistenz zweier Funktionsstörungen* zu beobachten ist. In einigen psychischen Subsystemen liegt eine reversible bipolare Störung vor, und in anderen kommt es zu einem potentiell defektbildenden „dichotomen Funktionszerfall" (Simultanprozesse).
Bezogen auf die Neuroleptikawirkung bei manischen Phänomenen ist anzunehmen, daß der Polarisierungszustand selbst *nicht* beeinflußt wird, jedoch dessen funktionelle Konsequenz, nämlich Übererregung in mehreren psychischen Subsystemen,

eine unspezifische Gegensteuerung erfährt. Es kann sich dabei durchaus um eine dopaminantagonistische Wirkung handeln.
Bezogen auf die Symptome des „dichotomen Funktionszerfalls" kommt zu den unspezifischen Wirkungen (Erregungsdämpfung und Abschwächung produktivpsychotischer Symptome) noch eine weitere „spezifische" Wirkung hinzu: Es kommt zu einer *Beendigung* der *Simultanvorgänge*, indem die „Pluskomponente", die vermutlich dopaminerg vermittelt ist, medikamentös neutralisiert wird. Theoretisch müßte dann die Minuskomponente prävalieren, wofür es einige klinische Anhaltspunkte gibt (Hypokinese, Denkhemmung, Depression). Damit werden die von schizophrenen Simultanprozessen betroffenen Funktionsbereiche auf das Niveau einer *bipolaren* Störung zurückgeführt. In diesem Zusammenhang stellt sich die wichtige Frage, ob Bipolaritätsphänomene die notwendige Voraussetzung für die folgenschwere Entwicklung der Symptome des „dichotomen Funktionszerfalls" darstellen und die heute mögliche Prophylaxe von Bipolaritätsphänomenen unter Umständen auch der Prophylaxe schizophrener Krankheitserscheinungen (immer bezogen auf *unsystematische* Schizophrenien) förderlich sein könnte.
Sollte dies der Fall sein, ließe sich die Therapie und Prophylaxe *sämtlicher* Psychosen des schizoaffektiven Übergangsbereiches auf folgenden einfachen Nenner bringen: Im Intervall prophylaktische Monotherapie mit Medikamenten, die bipolare Phänomene (Umschaltvorgänge) verhindern (z. B. Lithium, Carbamazepin); keine Neuroleptika bzw. Depot-Neuroleptika. Erst bei Auftreten von Symptomen des „dichotomen Funktionszerfalls" *zusätzlich* Neuroleptika, bei gleichzeitiger Dosissteigerung der Prophylaktika. Die Neuroleptika sollten dann versuchsweise baldmöglichst wieder abgesetzt werden, um zu überprüfen, ob überhaupt noch schizophrene Störungen vorliegen.
Dieses Vorgehen würde nicht nur bezogen auf die „unsystematischen" Schizophrenien sinnvoll erscheinen, sondern auch verhindern, daß bei den übrigen *rein bipolaren* Erkrankungen („manisch-depressive Krankheit" und „zykloide Psychosen") eine völlig ungerechtfertigte neuroleptische Dauerbehandlung erfolgt, wie das noch vielfach der Fall ist. Neuroleptika bewirken in diesen Fällen keine Prophylaxe, da sie bipolare Umschaltvorgänge nicht beeinflussen; sie verhindern das Erkennen eingetretener Remissionen und erzeugen gerade bei rein bipolaren Patienten schwerwiegende Nebenwirkungen (u. U. toxische Psychosen). Sie sind also bei reinen Bipolaritätsphänomenen denkbar ungeeignet, worauf LEONHARD bereits in der Einleitung seines Buches „Aufteilung der endogenen Psychosen" hinweist.
Die Kriterien für Schizophrenie sind im schizoaffektiven Übergangsbereich so streng wie möglich zu formulieren. Abgesehen von Defektentwicklungen stellt der Nachweis von Simultanvorgängen, die sich zweifelsfrei nur im motorischen System manifestieren, das einzige verläßliche Schizophreniekriterium dar. Da Neuroleptika durch ihre Eigenwirkungen gerade die motorischen Symptome der Schizophrenie verschleiern, sind die auch unter diagnostischen Gesichtspunkten denkbar ungeeignet.

3.2 Diagnosekriterien und Ratingskalen für Manie: Kritik des Syndromstereotyps

Die Maniediagnose wäre einfach, wenn „typische" Manie häufig vorkommen würde; die klinische Realität sieht aber anders aus. Die Existenz des Prototyps typischer Manie, nämlich von LEONHARDs „reiner Manie" (monopolar) ist immer noch umstritten und vielfach wird heute noch jede endogene Manie automatisch als „bipolar" eingestuft.
Die gängigen Diagnosekriterien für Manie (siehe Tab. 21) bleiben – ungeachtet der klinischen Wirklichkeit – an *stereotypen* und/oder *restriktiven* Manievorstellungen orientiert. Fehldiagnosen sind häufig darauf zurückzuführen. Diese Kritik gilt auch für die DSM-III-Kriterien, wie bereits in Kapitel 2.2.5 näher ausgeführt wurde. Besonders fatal erscheint die Tatsache, daß „schizophrenieverdächtige" bzw. „produktiv-psychotische" Symptome immer wieder als *Ausschlußkriterien* für Manie Verwendung finden. Demgegenüber muß noch einmal mit allem Nachdruck betont werden, daß schizophrenieverdächtige und produktiv-psychotische Symptome durchaus mit der Diagnose einer bipolaren affektiven Erkrankung kompatibel sind (siehe Fußnoten in Tab. 21).
Sogar bestimmte potentiell defektbildende „unsystematische" Schizophrenien weisen klare bipolare Charakteristika und manische/maniforme Plussymptomatik auf, die der schizophrenen Symptomatik keineswegs hierarchisch untergeordnet ist und der möglicherweise sogar therapeutische Priorität zukommt (siehe Kapitel 3.1.2).
Noch bedauerlicher erscheint die Tatsache, daß maniforme Symptomatik bei den rein bipolaren „zykloiden Psychosen", die nichts mit Schizophrenie zu tun haben, ebenfalls nicht unter die gängigen Maniekriterien fällt, ebensowenig schwere Manien im Rahmen der „manisch-depressiven Krankheit" (LEONHARD). Die Verzerrung der Inzidenzzahlen für Manie angesichts dieser Verhältnisse ist evident.
Im Interesse der Erfassung aller Manifestationen manischer Phänomenologie wäre es nützlich, Manie nicht mit Bipolarität gleichzusetzen. Dies würde den Blick für atypische Fälle, monopolare Manien und Fälle symptomatischer bzw. „sekundärer" Manie schärfen.
Es empfiehlt sich auch nicht, Manie mit Affektivität gleichzusetzen; im Gegenteil müssen *alle* psychischen Funktionen bei der Analyse eines gegebenen maniformen Syndroms gleichberechtigt einbezogen werden. Beispielsweise könnte fluktuierende motorische Überaktivität im Kindesalter ein Analogon adulter Manie sein, ohne das dies auf der affektiven Ebene erkennbar wäre.
Eine rein affektive Pluspolarität (gehobene Stimmung) sollte übrigens als *Euphorie* bezeichnet werden und nicht als Manie. LEONHARDs Konzept „reiner Euphorien" wäre mit dieser Lesart des Euphoriebegriffes kompatibel.

Auch die vorhandenen *Ratingskalen* für Manie sind ebenso wie die Diagnosekriterien an stereotypen Manievorstellungen orientiert. Die umfassendste Übersicht hat SHOPSIN (1979) gegeben; einer persönlichen Mitteilung SHOPSINs (1985) zufolge hat sich die Situation auf diesem Gebiet seither nicht wesentlich geändert.
Im Rahmen seiner Kritik der gängigen Ratingskalen wies SHOPSIN (1979) u. a. darauf hin, daß diese keine zuverlässigen Kriterien bezüglich des Schweregrades oder

Tabelle 21

Diagnosekriterien für Manie (nach Shopsin, B. [ed.]: Manic Illness, Raven Press, New York 1979, Seite 76/77. Mit freundlicher Genehmigung).

Quelle	Kriterien
APA (American Psychiatric Association) DSM II (1968)	Gehobene und/oder gereizte Stimmung, Gesprächigkeit, gesteigertes Sprechtempo, beschleunigte motorische Aktivität, Ideenflucht

Feighner et al. (1972)[a]	Alle folgenden Symptome:
	1. Mindestdauer 2 Wochen
	2. Stimmung gehoben oder gereizt
	3. Verhalten: drei der folgenden Symptome
	  a) Überaktivität
	  b) Rededrang
	  c) Größenideen
	  d) Ideenflucht
	  e) verminderte Schlafdauer
	  f) vermehrte Ablenkbarkeit
	4. Ausschlußkriterien: Syndrome wie unter 2 mit anderer Psychopathologie

Spitzer et al. (RDC) (1975)	Alle folgenden Symptome:
	1. Mindestdauer 1 Woche
	2. Stimmung gehoben oder gereizt
	3. Verhalten: drei der folgenden Symptome
	  a) Überaktivität
	  b) Rededrang
	  c) Größenideen
	  d) Ideenflucht
	  e) verminderte Schlafdauer
	  f) vermehrte Ablenkbarkeit
	  g) Kritikschwäche
	4. Schweregrad, nachgewiesen durch eines der folgenden Merkmale:
	  a) schwere Beeinträchtigung des Sozialverhaltens
	  b) Unfähigkeit zu verständlicher Kommunikation
	  c) Hospitalisierung
	5. Ausschlußkriterien
	  a) drogeninduzierte Zustände, oder
	  b) Syndrome mit schizophrenen Symptomen[b]

[a] „Es gibt Patienten, die obige Kriterien erfüllen, darüber hinaus aber eine massive oder sonderbare Alteration ihrer Wahrnehmung und ihres Denkens als Hauptmanifestation ihrer Erkrankung zeigen. Bei diesen Patienten wird bei manchen Untersuchern das Vorliegen einer „schizophreniformen" oder „atypischen" Psychose angenommen, d. h. einer Erkrankung mit

akutem Beginn bei einem Patienten mit guter prämorbider psychosozialer Anpassung, mit im Vordergrund stehenden Wahnideen und Halluzinationen zusätzlich zu den affektriven Symptomen. Klinische Untersuchungen dieser Erkrankungen weisen darauf hin, daß 60–90% der Fälle remittieren bzw. die Patienten das prämorbide Niveau psychosozialer Anpassung wieder erreichten und der Langzeitverlauf mit dem primär affektiver Erkrankungen übereinstimmte."

[b] „Keines der folgenden Symptome, die auf Schizophrenie verdächtig sind, soll vorhanden sein (nicht anwenden, wenn diese Symptome offenbar mit Alkohol oder Drogengebrauch in Zusammenhang stehen):
1. Wahnhafte Vorstellungen des Kontrolliert- oder Beeinflußtwerdens, der Gedankenausbreitung, Gedankeneingebung oder des Gedankenentzuges (wie im Manual definiert).
2. „Nichtaffektive" Halluzinationen jeden Typs (wie definiert), die tagsüber mehrere Tage lang persistieren oder intermittierend während der Dauer einer Woche bestehen.
3. Akustische Halluzinationen, wobei eine Stimme das Verhalten oder die Gedanken des Patienten laufend kommentiert oder zwei oder mehrere Stimmen in Rede und Gegenrede.
4. Krankheitszeichen von mehr als einer Woche Dauer, in denen nur Wahnvorstellungen und Halluzinationen ohne hervorstechende depressive und manische Symptome bestehen.
5. Krankheitsperioden von mehr als einer Woche Dauer, in denen ohne hervorstechende manische Symptome wiederholt formale Denkstörungen (wie definiert) bei flachem oder inadäquatem Affekt, mit Wahnvorstellungen und Halluzinationen jeden Typs oder hochgradig desorganisiertem Verhalten bestehen."

---

des aktuellen Stadiums einer gegebenen manischen Erkrankung liefern. Ratingskalen können auch nicht zwischen den – klinisch sehr wohl unterscheidbaren – Lithiumwirkungen und Neuroleptikaeffekten in Bezug auf manische Phänomenologie diskriminieren.
Entlaßfähigkeit kann ebenfalls nicht von Ratings im Rahmen von Interviews abhängig gemacht werden. In Interviewsituationen verfügen Maniker, insbesondere neuroleptisch behandelte Patienten, über soviel Selbstkontrolle, daß eine enorme Diskrepanz zum Verhalten auf der Station oder gar in außerpsychiatrischen Settings (Alltagssituation) bestehen kann.
SHOPSIN hält deshalb das Registrieren des aktuellen Verhaltens manischer Patienten auf der Station für aufschlußreicher und hat eine daran orientierte Beurteilungsskala entwickelt (siehe Tab. 22).
Bipolarer Wechsel und Switchprozesse werden im übrigen von Ratingskalen in der Regel überhaupt nicht erfaßt; eine diesbezügliche Ausnahme stellt die von KLINE entwickelte (nicht validierte) „Sad-Glad Scale" dar. (siehe SHOPSIN, 1979, Seite 66/67).
Wir zitieren im folgenden einige von SHOPSINs auf Ratingskalen für Manie bezogene „statements" (die Übersetzung wurde vom Autor der vorliegenden Arbeit besorgt):
"Nach erneuter Durchsicht unserer Ergebnisse möchten wir behaupten, daß die unter standardisierten Interviewbedingungen ausgefüllten Ratingskalen nicht die gesamte manische Psychopathologie wiedergeben können. In der Tat sind ‚Milderung' und ‚Kontrolle' die Schlüsselworte, will man den Neuroleptikaeffekt bei manischen Patienten beschreiben, wobei eine qualitative Veränderung der zugrun-

Tabelle 22

Shopsin-Gershon social behavior checklist (aus Shopsin, B. [ed.]: Manic Illness, Raven Press, New York 1979, Seite 63. Mit freundlicher Genehmigung).

```
                              Weeks of Treatment
                                (0 = Baseline)

                              0   1   2   3   4
```

1. Angry
2. Sullen
3. Irritable
4. Contentious
5. Feelings are easily hurt
6. Doesn't get along with
   a) staff
   b) patients
7. Angry with wife/Husband/other family members
8. Wants to divorce
9. Litigious
10. Uses telephone excessively
11. Does not use telephone excessively but
    a) consummates unrealistic business ventures
    b) spends money excessively (charge cards)
    c) argumentative
12. Writes letters
13. Sexual – preoccupation
           – provocativeness
14. Impulsive
15. Antisocial acts on ward/at home/on job
16. Bragging (not necessarily grandiose)
17. Interest in gaudy/loud clothing/
    (atypical of n state)

0–4 rating of severity
0 = not at all
1 = mild
2 = moderate
3 = marked
4 = severe

---

deutsche Übersetzung siehe Anhang.

deliegenden Manie nicht zustandekommt. Während sie Neuroleptika bekamen, waren die Patienten soweit kontrolliert und die Manie soweit unterdrückt, daß sie signifikante Besserungen auf der Brief Psychiatric Rating Scale (BPRS), dem Clinical Global Inventory (CGI) und anderen Ratinglisten für das Verhalten auf der Station zeigten. Die Normalisierung war jedoch unvollständig. Ungeachtet des in den BPRS-Items erfaßten Einflusses der Neuroleptika auf die Manie, wie Erregung, Euphorie, Größenideen, Manierismen und Kooperativität, wurde die zugrundeliegende Manie nicht qualitativ modifiziert, was zur Folge hatte, daß die Patienten am Studienende nicht entlassen werden konnten. Diese manischen Patienten fuhren fort, wenn auch in abgeschwächtem Maße, Ideenflucht, Größenideen, Verschwendungssucht, zwischenmenschliche Verwicklungen und übereifrige Geschäftsinteressen zu zeigen.

Viele legten in angedeuteter Form weiterhin Anmaßung und Überheblichkeit an den Tag, Leutseligkeit, Selbstzufriedenheit und ein verstärktes Verteidigen gewisser Ansichten. Obwohl weniger fordernd und nachgiebiger, blieben einige unkontrolliert, kindisch stolz und intolerant gegenüber Kritik (der sie sich aber gelegentlich fügten) und immer noch zungenfertig mit beißendem Witz. Derart verschleiern die Ratingergebnisse das wahre klinische (manische) Bild, indem sie eine extreme Änderung in den Meßwerten nur wegen der Verhaltenskontrolle durch die Neuroleptika, die sich auf ihre rohen und zu allgemeinen Symptomitems niederschlägt, suggerieren und dabei für die Erfassung der Feinheiten wahrer manischer Psychopathologie ungeeignet sind. Bei der Gelegenheit ist es wichtig, zu erwähnen, daß die Neuroleptika den Patienten in die Lage versetzen, sein Verhalten in der Interviewsituation ausgesprochen gut zu kontrollieren, sodaß nur sein Verhalten unter anderen Bedingungen, die nicht Gegenstand exakter klinischer Registrierung sind, enthüllen würde, daß es in Wirklichkeit nicht zu einer substantiellen Besserung des manischen Symptombildes kam. Dies war am offensichtlichsten bei denen unserer Patienten, die Haloperidol erhielten, bei denen der „antimanische Effekt" in Form einer Verhaltenskontrolle, verglichen mit Chlorpromazin ausgeprägter war, bei Fehlen von Sedationseffekten.
So müssen neue Skalen entwickelt werden, um manische Ideation und manisches Verhalten präziser zu messen: die existierenden Skalen sind eindeutig unzureichend und diskriminieren nicht unspezifische Anpassung von echter Symptomneutralisierung. Lediglich die Unterdrückung von Manifestationen der Kampfeslust, Feindseligkeit, des Ärgers, der Reizbarkeit, Streitsucht, Selbstüberschätzung, Witzelsucht und eines unkonventionellen Sprechstils sowie der Intoleranz sind nicht beweisend für ausreichende und akzeptable Kontrolle des manischen Zustandes. Faktoren wie Schlafdauer, eine genauere Erfassung sozialer Partizipation und Interaktion seitens des Patienten, der ganzen Selbstdarstellung, der genauen Abfolge des Ideenflusses, müssen unbedingt in die Beurteilung einbezogen werden. Kritische Bedeutung erhalten letztere Faktoren, wenn man spezifische Medikamentenwirkungen bei leicht manischen Patienten, die keiner Hospitalisierung bedürfen, erfassen oder vergleichen will." (Zitat Ende, S. 62)

3.3 Modellcharakter des Bipolaritätsphänomens für funktionspathologische Untersuchungen

3.3.1 Umschaltvorgänge: Dynamischer Aspekt des Bipolaritätsphänomens

Es wird oft übersehen, daß Polarisierungsphasen (z. B. Manie oder Depression) nur einen – definitionsgemäß *statischen* – Teilaspekt des Bipolaritätsphänomens repräsentieren.

Viel aufschlußreicher für die zugrundeliegende Funktionspathologie dürften jedoch die dynamischen Umschaltphasen sein, die man aber nur bei akribischer *circadianer* Registrierung des Verhaltens bipolarer Patienten in den Blick bekommen kann.

BUNNEY u. Mitarb. (1972) haben vergleichende Untersuchungen der phänomenologischen Aspekte dieser Umschaltvorgänge bei geeigneten bipolaren Patienten durchgeführt. Auch wenn man berücksichtigt, daß die beschriebenen Patienten einen „zyklothymen" Subtypus bipolarer Phänomenologie repräsentieren, müssen die Ergebnisse als aufschlußreich für den generellen Ablauf von Umschaltvorgängen angesehen werden.

Als „switch-process" wurden die Vorgänge definiert, die sich *während* des Wechsels von depressiver zu manischer Phänomenologie (und umgekehrt) abspielten; hauptsächlich war natürlich das *Verhalten* der Patienten Gegenstand der Beobachtung. Die Ergebnisse der Verhaltensbeobachtungen sollen nachstehend kurz resümiert werden. Es sollte noch erwähnt werden, daß Schwestern, Ärzte und Sozialarbeiter an der Registrierung der Verhaltensänderungen, die „rund um die Uhr" erfolgte, beteiligt waren; eine medikamentöse Behandlung der beschriebenen Patienten erfolgte *nicht*.

Bezogen auf den Übergang von gehemmter Depression in Hypomanie oder Manie wurde festgestellt, daß die Depression zunächst durch eine *Periode normalen Verhaltens* abgelöst wurde, bevor die hypomanische bzw. manische Phase einsetzte. Sowohl der Übergang von Depression in normales Verhalten, wie auch das daran anschließende Umschlagen in manische Phänomenologie schienen abrupt und plötzlich (nicht graduell) einzusetzen, weshalb der Vorgang auch als „switch" (Umschaltung) charakterisiert wurde.

Nur bei einer Minderheit der Patienten ließen sich während der zwischengeschalteten Periode normalen Verhaltens noch *residuale Elemente* der vorangegangenen depressiven Phase nachweisen; in der Regel imponierten die Patienten aber als vollständig remittiert.

War die Übergangsperiode normalen Verhaltens nur kurz (1 bis 4 Tage), folgte regelmäßig das Vollbild einer Manie, dauerte sie länger (12 bis 49 Tage), folgte gewöhnlich nur eine *hypomanische* Phase. Die Entwicklung der an die Normalperiode anschließenden manischen bzw. hypomanischen Phase dauerte, obwohl abrupt beginnend, zwischen einem Tag bis zu zehn Tagen. Innerhalb dieses Zeitraums entfaltete sich also die manische Phänomenologie bis zu einem *Maximum*. Es wurden dabei noch *drei* Phasen unterschieden, die zunehmenden Schweregraden der Manie entsprachen:

In *Phase 1*, die sich unvermittelt aus dem Normalzustand entwickelt, wird der Patient plötzlich auffällig gesprächig und psychomotorisch aktiv.

Phase 2 kennzeichnen ständiger Rededrang, lautes Rufen und Schreien, ständiges „In-Bewegung-sein", Urteilsschwäche, sexuelle Präoccupation, Erzwingen der Aufmerksamkeit des Stationspersonals, Ärger, Aggressivität und zeitweilig gehobene Stimmung und Gelächter.

Phase 3 charakterisieren grandiose und bizarre psychotische Ideen, Ideenflucht mit Reimbildung und Klangassoziationen, Wortspiele und Witzelsucht, Unfähigkeit, Beschränkungen zu akzeptieren, sowie Gewalttätigkeit, die Isolierung erforderlich macht.

Das Muster(pattern) dieser phasenhaften Entwicklung zeigte bemerkenswerte *interindividuelle Konstanz*. Übrigens wurden sowohl in Phase 2 wie in Phase 3 bei den meisten Patienten periodisch *Elemente schwerer Depression* (beispielsweise Suizidgedanken) beobachtet.

Ein Fortschreiten bis zur Phase 3 wurde, wie bereits erwähnt, bei *längeren* vorausgehenden Normalperioden nicht beobachtet.

Bezogen auf Schlafmuster (sleeping patterns) ist erwähnenswert, daß unmittelbar vor dem „switch" in manische Modalitäten die Gesamtschlafdauer statistisch signifikant abnahm; dies steht vielleicht auch damit im Zusammenhang, daß einige der Patienten unmittelbar nach vorzeitigem nächtlichen Erwachen erstmals als manisch imponierten. Der Switchprozeß müßte demnach während des Schlafens stattgefunden haben. Dem entspricht offenbar ein von WOLPERT (1975) beschriebenes *Prodromalsymptom*: Patienten geraten während der Nacht und möglicherweise während eines Traumstadiums in einen Zustand, der am ehesten als *Aktivation* zu begreifen ist. In diesem Zustand werden die Träume ungewöhnlich lebhaft. Wenn dieser Zustand während des Wachens auftritt, hat er laut WOLPERT die Form einer „Pan-Hyperakusis".

Der „switch" von Manie in Depression wies folgende Sequenz auf: Manie, Hypomanie, gefolgt von einer in der Regel kurzen, „instabilen" Übergangsperiode mit anschließender Entwicklung einer gehemmten Depression.

Die Übergangsperiode war gekennzeichnet durch ein *Alternieren* von Symptomen der Hypomanie und der Depression *und* Elementen kontrollierten, *normalen* Verhaltens. Einige der Patienten imponierten als ängstlich und unruhig.

Die *depressive Phase* war durch Rückzugsverhalten, Schweigen, Schlafen oder „Dösen" gekennzeichnet. Die Übergänge von Hypomanie in die Übergangsperiode und von dieser in Depression wurden wiederum als schnell und abrupt geschildert.

Bezüglich der Relevanz ihrer Verhaltensbeobachtungen bei bipolaren Patienten äußerten sich BUNNEY u. Mitarb. wie folgt:

"If clinical observations are systematically collected on a longitudinal basis, they will offer critical data which may have biological significance and which may offer important insights which should be carefully considered when revising or discarding new hypotheses. For example, the apparent existence of a normal or transitional period which was discovered through an analysis of the recorded daily observations of the patient's behavior has important biological implications. Similarly, the observation that the depressive phase was often characterized by the patient's being nonverbal and dozing may also have significance. The rapidity with which the switch can occur (in less than an hour in some patients) would tend to rule in some biological phenomena and make others less likely." (Zitat Ende, S. 302)

3.3.2 Gibt es biophysikalische Modelle für die Abbildung des Bipolaritätsphänomens?

Sieht man die bipolaren Umschaltprozesse im größeren Rahmen biologischer Regulationsvorgänge, so bieten sich in erster Linie die *Dysregulationen* des *vegetativen Nervensystems* als Analogmodelle an.

SELBACH (1949) hat eine Synopse der in Frage kommenden Phänomene geliefert und zu einer Modellvorstellung (Kippschwingungsprinzip) integriert. Laut SELBACH hat GJESSING (1932) „als erster das Kippschwingungsprinzip in der Patho-Physiologie der großen Psychosen gesehen, wenn er es auch nicht mit diesem technischen Ausdruck benannte." (Zitat Ende)

Die vegetative Selbststeuerung des Organismus bezieht dynamische Reaktionen auf (exogene und endogene) *Reize* ein und folgt bestimmten Regeln. Eine wichtige Voraussetzung der Dynamik liegt in der *Polarität* der vegetativen *Substrate* und *Funktionen*.

Die Interaktionen zwischen Vagus und Sympathicus finden eine recht gute Entsprechung in der Vorstellung eines zwischen zwei Festpunkten von Spiralfedern gehaltenen Massenpunktes, der mit individuell wechselnder Amplitude in dieser Aufhängung schwingt.

Autonome Regulationen dienen der Erhaltung der Leistung; eine Voraussetzung dafür ist die Rückkehr zu einer bestimmten Ausgangslage. Von besonderer Wichtigkeit im Zusammenhang mit psychiatrischen Bipolaritätsphänomenen erscheinen dabei Vorgänge spontaner oder erzwungener Kompensation, also Gegenregulationen in allen Stärkegraden bis hin zur *Wirkungsumkehr*.

Dem normalen *gleitenden* Wechsel vegetativer Stoffwechselphasen (stiller Ausgleich) stehen *krisenhafte* Abläufe gegenüber, bei denen die Gegenregulation schlagartig einsetzt und plötzliche Wirkungsumkehr erkennen läßt; im Extrem führt letzteres zu Schock- oder anfallsartigen Zuständen.

Umschaltvorgänge innerhalb eines bipolar organisierten Vegetativums gehören offenbar zu den natürlichen biologischen Basisvorgängen. Ein Zweiphasengang vegetativer Prozesse läßt sich bereits für das Pflanzenplasma nachweisen, dessen Arbeitsprozeß – an die siderischen Verhältnisse angepaßt – in zwei Arbeitsgänge zerfällt und deutliche Phasenwechsel mit Minima und Maxima sowie Umkehrpunkten der stoffwechselphysiologischen Schaltungen zeigt.

Zwischen diesen polar differenzierten Stoffwechsellagen schwingen die vegetativen Ausgleichsbestrebungen des Organismus. Sie fügen sich ein in die rhythmischen Abläufe des Tages sowie der Monate und Jahreszeiten und insbesondere in die endogenen Umstellungen des Organismus im Laufe seiner Lebenszeit.

Eine *Umsteuerung* (mit Wirkungsumkehr), die unseres Erachtens auch den psychiatrischen Switchprozessen (z. B. Übergang von Depression in Manie) zugrunde liegen könnte, hat SELBACH folgendermaßen charakterisiert:

„1. eine *einseitige Energieverschiebung* im Gesamtsystem oder in seinen lebenswichtigen Teilen im Sinne der Bipolarität, also entweder in eine einseitig gerichtete dissimilatorische Leistungsphase oder in einen zu stark betonten assimilatorischen Spargang;

2. das Erreichen eines *Erregungsmaximums* (in dem eine weitere Erregbarkeitssteigerung in einseitiger Richtung ohne Gefährdung nicht mehr möglich ist);

3. das Durchlaufen einer *Phase gesteigerter Labilität*, d. h. zugleich einer Zone des vegetativen Wettstreites beider Partner, wobei es erfahrungsgemäß zeitweilig oder chronisch zu ‚allgemeiner Übererregbarkeit', stoffwechselphysiologischer Unausgeglichenheit, also gewissermaßen zu einer lebhaften Frequenzbildung kommt (‚Aufschaukeln');
4. das Hinzutreten eines Reizes, d. h. eines äußeren *Anstoßes* (meist wesensverschieden und energieärmer) als Auslösung eines für das betreffende System spezifischen energetischen Vorganges;
5. die *Plötzlichkeit* des energetischen Phasenwechsels auf die Gegenphase im Sinne der Wirkungsumkehr und
6. eine im biologischen auftretende *Periodizität* (gesetzmäßige Wiederholung rhythmischer Vorgänge in annähernd gleichen Intervallen).
Der Eintritt einer Wirkungsumkehr mit dem Ziel auf einen nach den Erfahrungsregeln unerwarteten Zustand wird als *Paradox-Reaktion* bezeichnet. Sie ist somit *eine* Form der krisenhaften Gegenregulation, und ihr Eintritt ist nur dann vorauszusagen, wenn der Ausgangswert des betroffenen vegetativen Systems bekannt ist. Im allgemeinen fehlt uns insbesondere in der Humanpathologie am Individuum diese Kenntnis." (Zitat Ende)
Die soeben beschriebenen Vorgänge stellen ein brauchbares Modell für den Ablauf psychiatrischer Switchprozesse dar; die *anhaltende* extreme *Polarisierung* im Rahmen manischer und depressiver Phasen ist damit aber noch nicht erklärt. Bezogen auf den Gesamtorganismus wäre ein derartiges längeres Verharren in ultimativen vegetativen Phasen wohl kaum mit dem Leben vereinbar, wird aber offenbar in Subsystemen (z. B. die höheren psychischen Funktionen) toleriert. Es bleibt dabei zu klären, warum nach dem Divergieren in Extremstellungen die antagonistische Funktion so lange latent bleibt bzw. *keine* gegenregulatorischen Vorgänge einsetzen.
Die hier nur kurz skizzierten Analogien zwischen bipolarer vegetativer Steuerung und psychiatrischen Bipolaritätsphänomenen belegen den heuristischen Wert einer vergleichenden Betrachtung der vegetativen und der höheren psychischen Funktionen bzw. Dysfunktionen und deren Entwicklung zu Modellvorstellungen, die eine Formalisierung dieser Abläufe erleichtern.
Die *Desintegration* der höheren psychischen Funktionen hat offenbar Charakteristika phylogenetisch alter vegetativer Selbstregulationsmechanismen; die Koinzidenz psychischer und vegetativer Störungen gehört zu den klinischen Binsenwahrheiten.
Die Konzeption psychischer Subsysteme als synchronisierter „physiologischer Organe", die einer *bipolaren vegetativen Steuerung* unterliegen, hat vieles für sich. Während der Polarisierungsphase entziehen sich die betroffenen Subsysteme offenbar zeitweilig jeglicher Steuerung, möglicherweise infolge des *Ausfalls einer bipolaren Teilkomponente* dieser Steuerung. Bipolarer Wechsel entspräche einem inadäquatem Kompensationsversuch in Form einer krisenhaften Kippschwingung mit Wirkungsumkehr (analog zu den bekannten vegetativen Notfallreaktionen).
Die definitive Rückkehr zur Norm aus einem Polarisierungszustand heraus hat hingegen laut SELBACH die Charakteristika eines *stillen Ausgleichs*:
„Die Form des gleitenden Wechsels oder *stillen Ausgleichs*, die sich bevorzugt bei Erregungszuständen des Systems mit niedriger Ausgangswertlage findet, ist die all-

tägliche und verläuft im vielzelligen Organismus mehr oder minder unmerklich: meist als Zwei- oder Mehrphasenreaktion nach dem Gesetz der „gedämpften Schwingungen". Beispiel hierfür sind die Umsteuerungen des gesamten Stoffwechsels nach akutem Fieber mit zunächst dissimilatorischer Phase und folgender assimilatorischer Nachschwankung, sind die für den Psychiater bekannten hyperthymen Nachschwankungen bei depressiven Persönlichkeiten im Anschluß an die Schocktherapie und das gelegentliche Absinken der Stimmungslage als dritte Nachphase bis zum Auspendeln in die normale Mittellage." (Zitat Ende, S. 131)

3.4 Bipolaritätsphänomene im Vorfeld und außerhalb des Rahmens der endogenen Psychosen

3.4.1 Pro und contra der „sekundären Manie"

Die primär/sekundär-Unterscheidung wurde zuerst für die Depressionen entwickelt und ihre Anwendung auf manische Krankheitsbilder ist relativ neu.
Prinzipiell beruht die Unterscheidung darauf, ob der affektiven Erkrankung andere (psychiatrische oder nichtpsychiatrische) Erkrankungen vorausgegangen sind oder nicht.
„Sekundäre Manie" würde demnach Vorerkrankungen voraussetzen, die mit der affektiven Erkrankung in irgendeinen kausalen Zusammenhang gebracht werden; weiterhin werden medikamenteninduzierte manische Zustandsbilder für möglich gehalten und ihnen wird eine Bedeutung für die *Differentialdiagnose* der Manie beigemessen (siehe Tab. 23).
Die in letzter Zeit immer häufiger werdenden Mitteilungen über medikamenteninduzierte Fälle von „sekundärer Manie" sollten allerdings mit einigen „caveats" betrachtet werden. Eine zufällige zeitliche Koinzidenz von medikamentöser Intervention und „primärer" affektiver Erkrankung ist auch bei Ersterkrankungen nicht auszuschließen; vielfach wird übersehen, daß die Erstmanifestation einer Manie praktisch in jedem Lebensalter möglich ist. Angesichts der ubiquitären Verwendung von Medikamenten sollten anhand von Einzelfällen nicht voreilig kausale Zusammenhänge postuliert werden, insbesondere nicht bei Patienten mit positiver Familienanamnese bezüglich bipolarer affektiver Erkrankungen.
In der obigen Tabelle werden vorwiegend euphorisierende sowie antriebs- und vigilanzsteigernde Medikamente und Drogen angeführt. Es erscheint ratsam, den Maniebegriff im Zusammenhang mit Suchtphänomenen ganz zu vermeiden, zumal wenn es sich um *unerregte* Euphorisierungszustände handelt; eine Pluspolarität im Subsystem „Stimmung" ist noch lange keine Manie und sollte besser als Euphorie bezeichnet werden.
Im übrigen scheinen die exogen induzierten manieähnlichen Zustände entweder den Bereich der Hypomanie nicht zu überschreiten, oder sie verlaufen unter dem Bild *toxisch-konfusionaler* Zustände, deren stadienhafte Entwicklung und Rückbildung an „Durchgangssyndrome" (WIECK) bzw. „exogene Reaktionstypen" (BON-

HOEFFER) erinnert. Ein Analogon dazu bei den „primären" Manien stellt die bereits besprochene KRAEPELINsche Sonderform der „deliranten Manie" dar, für die LEONHARD, der allerdings von „verworrener Manie" redet, eine endotoxische Verursachung postuliert.

Tabelle 23
Differential diagnosis of mania (aus Tyrer, S. and Shopsin, B.: Symptoms and assessment of mania. In: Paykel, E. S. [ed.]: Handbook of Affective Disorders [1982], Livingstone, London, Melbourne and New York. Mit freundlicher Genehmigung).

Illness	Features distinguishing it from mania
Cyclothymic personality	Similar, but symptoms are not socially incapacitating
Reactive mania	Evident major precipitant
	Previous episodes less likely
Hysterical neurosis	Symptomatic pictures are not typical of mania and not sustained
	No periodic features
Adolescent conduct disorder	Symptoms occur mainly in females
	History of delinquent behaviour
Schizoaffective psychosis	Many non-affectively based schizophrenic symptoms
Cycloid psychosis	Schizophrenic features and confusion during episode
	More frequent episodes
	Females preponderant
Schizophrenia (especially catatonic type)	Thought disorder
	Mood not elated
	Family history of schizophrenia

Mania secondary to physical illness, for example toxic confusional state, postoperative psychosis, brain tumor, multiple sclerosis, influenza, encephalitis, syphilis, epilepsy, and haemodialysis

Mania secondary to drugs, for example amphetamines, methylphenidate, antidepressant drugs, levodopa, bromocriptine, corticosteroids, cocaine, and phencyclidine

deutsche Übersetzung siehe Anhang

Die Induktion von *hypomanischen* Verstimmungen wird insbesondere der Behandlung mit trizyklischen Antidepressiva angelastet und wurde auch für die Elektrokonvulsionsbehandlung beschrieben. Der wichtigen Frage, ob Umschaltvorgänge (switch-processes) wirklich der Behandlung zuzuschreiben sind, ist ANGST (1985) im Rahmen einer umfangreichen Studie nachgegangen.

Er untersuchte die *Rate* von *Umschaltvorgängen* in Richtung Hypomanie und Manie, die bei bipolar und monopolar affektiv erkrankten Patienten unter der Behandlung bzw. während des stationären Aufenthaltes auftraten und fand anhand der Daten seiner Züricher Klinik *gleichbleibende* Raten sowohl für bipolare wie monopolare Krankheitsbilder. Es wurden Krankengeschichten über mehrere Dekaden (1920–1982) studiert, um den potentiellen Einfluß verschiedener Behandlungsformen erfassen zu können.

Die Konstanz der Rate von Umschaltprozessen trotz geänderter Behandlungsformen wertet ANGST als Hinweis darauf, daß es *behandlungsinduzierte* Umschaltprozesse offenbar *nicht* gegeben habe.

Er fand weiter, daß bipolare Patienten („Schizomaniker" eingeschlossen) eine *achtmal höhere* Rate von derartigen Umschaltvorgängen aufweisen, als unipolare Patienten, d. h. Patienten, die aufgrund des klinischen Bildes und der Vorgeschichte zunächst als monopolar (unipolar) depressiv bzw. als „schizodepressiv" eingestuft worden waren. Die Diagnose einer monopolaren affektiven Erkrankung konnte natürlich bei denjenigen der letztgenannten Patienten, die einen Switchprozeß zeigten, nicht aufrechterhalten werden.

Abb. 8 Switch rate of hospitalized depressives (unipolar or bipolar; one episode considered) (aus J. Angst: Switch from depression to mania – a record study over decades between 1920 and 1982. In: Psychopathology, 18 [1985] 151. Mit freundlicher Genehmigung).

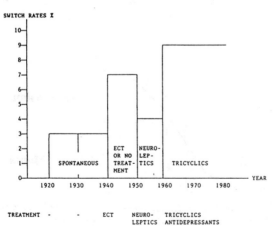

Wenn es behandlungsinduzierte Umschaltprozesse nicht gibt, müßte eigentlich jede Andeutung von Hypomanie, einschließlich sogenannter hypomanischer Nachschwankungen bei Depressionen *automatisch* als Beweis für Bipolarität gelten, es sei denn, es handelt sich hierbei um Formen des sog. „stillen Ausgleichs" (siehe Kap. 3.3.2).

Im Gegensatz zu ANGSTs definitiven Ergebnissen scheinen die in Abb. 8 veranschaulichten Verhältnisse auf den ersten Blick doch eine behandlungsabhängige *Änderung* der Rate von Umschaltvorgängen zu suggerieren. Die gleichbleibende Relation zwischen Depression und Manie über die Dekaden hinweg (Abb. 9) stellt die Existenz behandlungsinduzierter Switchprozesse (in Richtung Hypomanie/ Manie) aber wieder in Frage.

Die Ursache für die Zunahme in den Aufnahmezahlen für affektive Erkrankungen, die sich ebenfalls aus Abb. 9 ergibt, bleibt ungeklärt, insbesondere mangels zuverlässiger epidemiologischer Daten über die *Inzidenz* und *Prävalenz* manisch-depressiver Erkrankungen.

Krankenhausaufnahmezahlen werden häufig für die Berechnung der Inzidenz (Zahl der neuen Fälle pro Jahr) herangezogen, werden aber durch so viele krankheitsunabhängige Faktoren beeinflußt, daß gerade die Inzidenzzahlen für manisch-depressive Erkrankungen teilweise groteske Variationen aufweisen.

Abb. 9 Admissions 1920 - 1978, ——— = Depression, ••• = Mania, --- = mania-depression ratio (aus J. Angst: Switch from depression to mania - a record study over decades between 1920 and 1982. In: Psychopathology, 18 [1985] 151. Mit freundlicher Genehmigung).

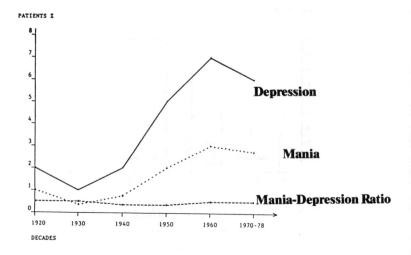

Viel konsistenter fanden KRAUTHAMMER und KLERMAN (1979) die Zahlen über das *Morbiditätsrisiko* (Life-Time Expectancy) und die *Prävalenz*zahlen für manisch-depressive Erkrankungen.
Sie errechneten beispielsweise für Manie ein Morbiditätsrisiko, das halb so groß ist, wie das für Schizophrenie. Die Prävalenzzahlen für bipolare Erkrankung lagen zwischen 0,1–0,8/pro 1000 Einwohner/Jahr, unabhängig von dem Untersuchungszeitpunkt und dem Land, in dem die Untersuchung vorgenommen wurde.
Es ist also davor zu warnen, lediglich anhand von Krankenhausaufnahmezahlen eine echte Zunahme von manisch-depressiven Erkrankungen bzw. von Bipolaritätsphänomenen zu konstatieren, da so viele Variablen hineinspielen, die mit den Krankheitsmanifestationen nichts mehr zu tun haben.
Die These, daß die Häufigkeit der entsprechenden Phänomene über die Jahrzehnte *gleichgeblieben* ist, bleibt vorläufig die wahrscheinlichste. Angesichts dieser Situation ist Einzelfallberichten über medikamenteninduzierte Fälle von „sekundärer Manie" mit erheblichen Vorbehalten zu begegnen. Die in Abb. 9 veranschaulichten Zahlen von ANGST zeigen im übrigen, daß die von ihm als absolute Zunahme gewerteten Aufnahmezahlen für Manie und Depression selbst bei Zugrundelegung der Maxima Anfang der sechziger Jahre noch nicht einmal die durchschnittlichen Prozentzahlen stationärer Aufnahmen für MDE-Patienten in KRAEPELINs Münchener Klinik erreichen.

3.4.2 Manie im Kindesalter: Fakt oder Fiktion?

„In summary, that there is a symptom complex in children closely resembling adult mania becomes more undeniable with each clinical study."
LOWE and COHEN, (1980)

Die Schwierigkeit des Nachweises manischer Krankheitserscheinungen im Kindesalter beruht u. a. darauf, daß kindliche Verhaltensstörungen (z. B. Hyperaktivität) und hirnorganische Beeinträchtigung im Sinne der „minimal brain dysfunction" unter Umständen manische Phänomenologie imitieren können.
Laut KRAEPELIN (1913) hatten 0,4% seiner an MDE leidenden Patienten manische Krankheitserscheinungen vor ihrem zehnten Lebensjahr; er zitiert auch einen Fall von Manie bei einem fünfjährigen Kind.
Zur Sicherung der Diagnose kindlicher Manie wurden in letzter Zeit Kriterien erarbeitet. Die acht Kriterien von WEINBERG und BRUMBACH (1976), die in Anlehnung an die Maniekriterien für Erwachsene von FEIGHNER et al. (1972) entwickelt wurden, lauten folgendermaßen:
„A. The presence of either or both symptoms 1 and 2, and three or more of the remaining six symptoms (3–8)
1. Euphoria
    (a) Denial of problems or illness
    (b) Inappropriate feelings of well-being, inappropriate cheerfulness, giddiness, or silliness

2. Irritability and/or agitation (particulary belligerence, destructiveness, and antisocial behavior)
3. Hyperactivity, „motor driven", intrusiveness
4. Push of speech (may become unintelligible), garrulousness
5. Flight of ideas
6. Grandiosity (may be delusional)
7. Sleep disturbance (decreased sleep and unusual sleep pattern)
8. Distractibility (short attention span)
B. Each symptom must be a *discrete change* in the individual's behavior and must be present for longer than one month."

Da endogene Psychosen in der Regel erst mit oder nach der Pubertät einsetzen, kommt dem Nachweis kindlicher Manien auch eine große theoretische Bedeutung zu. Angesichts der Erblichkeitsverhältnisse erscheinen Familienuntersuchungen bei bipolaren Patienten unter Einbeziehung von deren Kindern für die weitere Klärung des Problems besonders interessant.

Abb. 10 Distribution of age at time of first episode of Manic Depressive Insanity in the 903 patients described by Kraepelin 1921. (nach R.E. Kendell: The diagnosis of mania. In: Journal of Affective disorders, 8 [1985] 209).

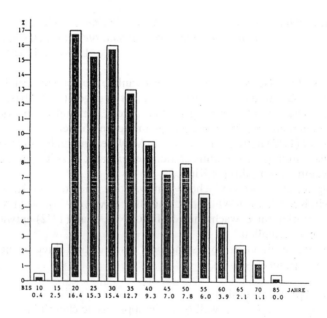

Bezogen auf das Bipolaritätsphänomen ist anzunehmen, daß dessen Manifestationsformen mit dem Lebensalter variieren. Atypien auf der Syndromebene sollten aber nicht zur Verkennung des zugrundeliegenden Phänomens führen. Gerade frühe Erstmanifestationen bipolarer Erkrankung werden häufig fehldiagnostiziert, zum Teil auch deshalb, weil Unklarheit darüber besteht, wie früh (oder spät) im Leben es zu Erstmanifestationen bipolarer Erkrankung kommt. KRAEPELINs diesbezügliche Zahlen (siehe Abb. 10) konnten laut KENDELL (1985) durch neuere Untersuchungen weitgehend bestätigt werden. Demnach beginnen fast 20% aller bipolaren Erkrankungen (im Sinne von KRAEPELINs MDE) *vor* dem zwanzigsten Lebensjahr. Die traditionelle Zuordnung von Adoleszenzpsychosen zum schizophrenen Formenkreis erscheint angesichts dieser Zahlen besonders fatal. KRAEPELINs Standpunkt war gerade umgekehrt; bezogen auf die Differentialdiagnose zwischen dementia praecox und MDE vor dem zwanzigsten Lebensjahr äußerte er sich wie folgt (1913):
„Da das manisch-depressive Irresein im allgemeinen etwas früher beginnt, wird bei einer Erkrankung vor dem 20. Lebensjahr die Wahrscheinlichkeit in dieser Richtung etwas größer sein." (Zitat Ende)

3.4.3 Gesamtumfang der Bipolaritätsphänomene

Bereits im Kapitel 2.2.5 wurde im Rahmen der Besprechung der DSM-III-Nomenklatur affektiver Erkrankungen auf Krankheitsbilder hingewiesen, die zwar nicht die enggefaßten Kriterien für „bipolare Störung" erfüllen, deren Zugehörigkeit zu den bipolaren Erkrankungen jedoch außer Zweifel steht. Es handelt sich um die *„Zyklothyme Störung"* und die *„Atypische Bipolare Störung"*. Damit haben „Verdünnungsformen" des Bipolaritätsphänomens erstmals wieder seit KRAEPELIN allgemeine Anerkennung bzw. Eingang in offizielle Nosologien gefunden.
Bedingt durch die historische Entwicklung der Psychiatrie (Psychoanalyse usw.) waren nämlich die *nicht* psychotisches Ausmaß erreichenden Bipolaritätsphänomene quasi wieder zur „terra incognita" geworden oder hatten Interpretationen erfahren, die den Kern des Problems, das Bipolaritätsphänomen, ignorierten.
Dieser „Eisberg" von bipolaren Phänomenen, dessen Spitze die *psychotischen* bipolaren Störungen bilden, stellt eine der größten Herausforderungen der zeitgenössischen Psychiatrie dar. Angesichts der Möglichkeit auch nicht-psychotische Bipolaritätsphänomene prophylaktisch zu behandeln, geht es hier um psychohygienische Aufgaben ersten Ranges. Die konkrete Frage lautet: Bei welchen Neurosen, Persönlichkeitsstörungen, juvenilen Verhaltensstörungen, Angstzuständen und vegetativen Störungen wirken Bipolaritätsphänomene als funktionspathologisches Prinzip?
Natürlich sind in derselben Konsequenz auch „Verdünnungsformen" *monopolarer* funktioneller Psychosen zu fordern. Beispiele wären der „Typus melancholicus" TELLENBACHs (1961) oder chronisch hypomanische Temperamente.
Die Tatsache, daß im Vorfeld der eigentlichen endogenen Psychosen Anomalien existieren, die prinzipiell denselben funktionspathologischen Gesetzen unterliegen, eröffnet die Möglichkeit einer wirksamen *Prävention* der schweren (psychoti-

schen) Krankheitserscheinungen durch medikamentöse Behandlung der „leichten" Funktionsanomalien. Dazu wäre noch anzumerken, daß sich der *Schweregrad* der genannten Störungen nicht unbedingt am Kriterium psychotisch/nicht-psychotisch festmachen läßt. Die Konsequenzen nicht erkannter hochfrequenter Umschaltvorgänge bei einer vermeintlich gesunden Person können unter Umständen viel verheerender sein, als das Auftreten einer singulären Psychose.
Der Mensch hat sich im Laufe seiner Evolution offenbar teilweise vom Automatismus der Biorhythmen emanzipiert, unterliegt aber als einzige „Spezies" regulativen Störungen der Hirnfunktionen, die ihn noch weitaus irrationaleren Automatismen ausliefert. Inwieweit diese Prozesse zusammenhängen, ist noch unklar, ebenso wie der Zusammenhang der genannten bipolaren und monopolaren Funktionspathologie mit psychischer *Normalität* und der Leistungsfähigkeit der menschlichen Psyche überhaupt.
Enge Beziehungen zwischen pathologischen Bipolaritätsphänomenen und der *Organisation* von Hirnfunktionen sind jedenfalls unverkennbar. LEONHARD (1980: S. 163) äußert sich zu dieser Frage – allerdings im Zusammenhang mit der Besprechung der systematischen Schizophrenien – folgendermaßen:
„Auch die Gegensätzlichkeit der Syndrome spricht außerordentlich für eine systematische Entstehung, denn man findet im Nervensystem in gesetzmäßiger Weise immer wieder, daß eine Funktion durch ein Systempaar gewährleistet wird, dessen Teile sich gegenseitig die Waage halten." (Zitat Ende)

Der Antagonismus zwischen Sympathicus und Parasympathicus, belegt eindrucksvoll, daß der genannte Organisationstypus auch das vegetative Nervensystem einbezieht und an Organregulationen beteiligt ist. Vermutlich können somit auch vegetativ vermittelte extrazerebrale Funktionen bipolar oder monopolar entgleisen. Dies stellt einen vielversprechenden neuen Ansatz für die Interpretation und möglicherweise auch Behandlung derartiger Störungen (z. B. der „psychosomatischen" Erkrankungen) dar. Die rätselhafte Dialektik zwischen Psyche und Soma wäre weitaus weniger rätselhaft, wenn analoge Funktionspathologie auch in den peripheren Körperfunktionen wirkt und als *gemeinsames Funktionsprinzip* identifizierbar wäre.
Heuristisch wertvoll zur Klärung dieser Fragen wäre die probatorische Behandlung mit Lithium und/oder Carbamazepin bei den in dieser Hinsicht suspekten Krankheitsbildern. Man sollte weiterhin allen im Zusammenhang mit oder vor bipolaren Psychosen auftretenden psychiatrischen und nichtpsychiatrischen Krankheiten bzw. Funktionsstörungen besondere Aufmerksamkeit widmen.
Manche sogenannte „sekundäre Manie" oder „sekundäre Depression" ist möglicherweise nicht kausale Folge der Vor- und Begleiterkrankungen, sondern es handelt sich um verschiedene Ausdrucksformen ein und derselben Störung *in verschiedenen Funktionsbereichen*. Ein auf bipolare Funktionspathologie suspektes Krankheitsbild stellt beispielsweise die „Anorexia nervosa" dar, die interessanterweise auch gelegentlich im Zusammenhang mit Fällen „sekundärer Manie" Erwähnung findet. Man kann bei der „Anorexia nervosa" die These einer *bipolaren Desintegration* der Steuerung des *Appetenzverhaltens* vertreten, wobei die Nahrungsverweigerung einer dominierenden „Minuspolarität" entspräche, die nur episodisch und kurzfristig von einer „Pluspolarität" (triebhafte Nahrungsaufnahme) abgelöst wird.

Heuristisch wertvoll erscheint auch der Vergleich von „On-Off"-Phänomenen Parkinson-Kranker mit den bipolaren Switchprozessen. Über einen interessanten Fall mit Koinzidenz beider Arten von Umschaltprozessen berichteten KESHAVAN u. Mitarb. (1986). Sollte es sich hier um Analogvorgänge in verschiedenen Funktionsbereichen handeln, wäre dies ein weiteres Beispiel für das ubiquitäre Auftreten des Bipolaritätsphänomens. Man könnte in diesem Zusammenhang die Hypothese aufstellen, daß bei der Parkinsonkrankheit ein (monopolares) „Minusphänomen" vorliegt, welches durch medikamentöse Intervention bipolare Charakteristika entwickkelt.

Sollten die zuletzt genannten Hypothesen sich bestätigen lassen, so würde dies bedeuten, daß KRAEPELIN mit der Entdeckung und Formulierung des psychiatrischen Bipolaritätsphänomens einem *ubiquitären Prinzip funktioneller Desintegration* auf die Spur gekommen ist, das gerade die den Menschen betreffenden funktionellen Erkrankungen charakterisiert.

Sofern Tiere überhaupt zur Entwicklung analoger Störungen disponiert sind, wäre deren Überlebensfähigkeit dadurch unmittelbar in Frage gestellt, insofern als bipolare und monopolare Störungen nicht nur die Funktion direkt beeinträchtigen, sondern auch mit den für Tiere lebenswichtigen Biorhythmen interferieren.

Nur der Mensch als ein „Genie des Leidens" hat gelernt, mit den funktionellen Störungen, die möglicherweise den Preis seiner Emanzipation von der Tiernatur darstellen, recht und schlecht umzugehen.

Möge diese Arbeit dazu beitragen, den Umgang rationaler und effektiver zu gestalten!

Literaturverzeichnis

American Psychiatric Association (1980): Diagnostic and Statistical Manual of Mental Disorders, Third Edition, Washington D. C., USA.

Andreasen, N. C. (1982): Concepts, diagnosis and classification. In: Paykel, E. S. (ed.): *Handbook of Affective Disorders*, Livingstone, London, Melbourne and New York.

Angst, J. (1966): Etiological and nosological considerations in endogenous depressive psychosis. In: *Monographien aus dem Gesamtgebiete der Neurologie und Psychiatrie*, Springer Verlag, Berlin.

Angst, J. (1985): Switch from depression to mania – a record study over decades between 1920 und 1982. In: *Psychopathology* 18: 140-154.

Bleuler, E. (1983): *Lehrbuch der Psychiatrie* (15th edn). Springer, Berlin Heidelberg New York.

Brockington, I. F., Wainwright, S. and Kendell, R. E. (1980): Manic patients with schizophrenic or paranoid symptoms. In: *Psychological Medicine*, 10: 73-83.

Bunney, W. E., Murphy, D. L., Goodwin, F. K. and Borge, G. F. (1972): The „switch process" in manic-depressive illness. In: *Arch. Gen. Psychiat.*, 27: 295-302.

Carpenter, W. T., Strauss, J. S. and Bartko, J. J. (1973): Flexible systems for the diagnosis of schizophrenia: report from the WHO International Pilot Study of Schizophrenia. *Science* 182, 1275-1278.

Cooper, J. E., Kendell, R. E., Gurland, B. J., Sharpe, L., Copeland, J. R. M. and Simon, R. (1972): *Psychiatric Diagnosis in New York and London*. Maudsley Monograph No. 20. London: Oxford University Press.

Farber, I. J. (1959): Decline of the manic-depressive psychoses. In: *New York State J. Med.*, 59: 1989.

Feighner, J. P., Robbins, E., Guze, S. B., Woodruff, R. A., Jr., Winokur, G., and Munoz, R. (1972): Diagnostic criteria for use in psychiatric research. In: *Arch. Gen. Psychiat.* 26: 57-63.

Fleiss, J. L. (1972): Classification of the depressive disorders by numerical typology. In: *Journal of Psychiatric Research*, 9: 141-153.

Gjessing, R. (1932): In: *Arch. Psych.* (D) 96:319.

Greist, J. H., Klein, M. H. and Erdmann, H. P. (1976): Routine on-line psychiatric diagnosis by computer. In: *American Journal of Psychiatry*, 133: 1405-8.

Jaspers, K. (1920): *Allgemeine Psychopathologie*, 2. Aufl. Berlin, Springer.

Kasanin, J. (1933): The acute schizoaffective psychoses. In: *American Journal of Psychiatry* 90: 97-126.

Kendell, R. E., Pichot, P., and von Cranash, M. (1973): Differences in concepts of affective disorders among European psychiatrists. In: *Classification and prediction of Outcome of Depression*, edited by J. Angst, p. 34. Schattauer Verlag, Stuttgart.

Kendell, R. E. (1975): *The role of diagnosis in psychiatry*. Oxford-London-Edinburgh-Melbourne, Blackwell Scientific.

Kendell, R. E. (1976): The classification of depressions: A review of contemporary confusion. In: *Brit. J. Psychiat.*, 129: 15.

Kendell, R. E. and Brockington, I. F. (1980): The identification of disease entities and the relationship between schizophrenic and affective psychoses. In: *Brit. J. Psychiat.* 137: 324-331.

Kendell, R. E. (1985): The diagnosis of mania. In: *Journal of Affective Disorders*, 8: 207-213.

Keshavan, M. S., David, A. S., Narayanen, H. S. and Satish, P. (1986): "On-Off" phenomena and manic-depressive mood shifts: Case report. In: *J. Clin. Psychiatry*, 47: 2 (p. 93-94).

Koehler, K. und Sass, H. (1981): Der Maniebegriff seit Kraepelin. In: *Nervenarzt*, 52: 19-25.

Kraepelin, E. (1899): *Psychiatrie:* Ein Lehrbuch für Studierende und Ärzte, ed. 6, Barth, Leipzig.

Kraepelin, E. (1913): *Psychiatrie*, III Band Klinische Psychiatrie, II Teil. Barth, Leipzig.

Kramer, M. (1961): Some problems for international research. In: *Proceedings of the Third World Congress of Psychiatry*, Vol. 3. Montreal: University of Toronto Press.

Krauthammer, C. and Klerman, G. L. (1979): The epidemiology of mania. In: Shopsin, B. (ed.): *Manic Illness*, Raven Press, New York.

Langfeldt, G. (1960): Diagnosis and prognosis in schizophrenia. *Proceedings of the Royal Society of Medicine* 53: 1047-1052.

Leff, J. P., Fischer, M. and Bertelsen, A. (1976): A cross national epidemiological study of mania. In: *Brit. J. Psychiat.* 129: 428-437.

Leff, J. (1977): International variations in the diagnosis of psychiatric illness. In: *Brit. J. Psychiat.* 131: 329-338.

Leff, J. (1981): *Psychiatry around the globe* – a transcultural view, Marcel Dekker, New York and Basel.

Leonhard, K. (1980): *Aufteilung der endogenen Psychosen*, 5., bearbeitete Aufl., Akademie-Verlag, Berlin.

Lowe, T. L. and Cohen, D. J. (1980): Mania in childhood and adolescence. In: Belmaker, R. H. and Praag, H. M. (eds.): *Mania* – An evolving concept.

Maier, H. W. (1912): Über katathyme Wahnbildung und Paranoia. In: *Z. Ges. Neurol. Psychiatr.* 13:555-610.

Mendlewicz, J. (1979): Current genetic concepts on schizoaffective psychosis. In: Mendlewicz, J. and Shopsin, B. (eds.): *Genetic Aspects of Affective Illness*, Ch. 10, pp. 93-101. New York: SP Medical and Scientific Books.

Nurnberger, J., Roose, S. P. and Fieve, R. R. (1979): Unipolar mania: A distinct clinical entity? In: *American Journal of Psychiatry*, 136: 1420-1423.

Paykel, E. S. (ed.) (1982): *Handbook of Affective Disorders*, Livingstone, London Melbourne and New York.

Paykel, E. S. and Winokur, G. (eds.) (1985): Psychopharmacology of mania. In: *Journal of Affective Disorders*, 8:205.

Perris, C. (1966): A study of bipolar (manic-depressive) and unipolar depressive psychoses. In: *Acta Psychiatr. Scand.* (Suppl.), 194/1.

Perris, C. (1982): The distinction between bipolar and unipolar affective disorders. In: Paykel, E. S. (ed.): *Handbook of Affective Disorders*, Livingstone, London Melbourne and New York.

Peters, U. H. (1984): *Wörterbuch der Psychiatrie und medizinischen Psychologie*, 3. Aufl., Urban und Schwarzenberg, München Wien Baltimore.

Robins, E., and Guze, S. B. (1972): Classification of affective disorders: The primary-secondary, the endogenous-reactive, and the neurotic-psychotic. In: *Recent Advances in the Psychobiology of the Depressive Illnesses*, edited by T. A. Williams, M. M. Katz, and J. A. Shield, pp. 283-293. U. S. Government Printing Office, Washington, D. C.

Schiwy, W. (1987): Funktionspathologie endogener Psychosen. In: Psychiat. Neurol. med. Psychol., Leipzig 39, 7, S. 400.

Schneider, K. (1932): *Probleme der klinischen Psychiatrie*, Thieme, Leipzig.

Schneider, K. (1936): *Klinische Psychopathologie*, 9. Aufl., Thieme, Stuttgart.

Schneider, K. (1957): Primäre und sekundäre Symptome bei der Schizophrenie. In: *Fortschritte der Neurologie und Psychiatrie*, 25: 487-90.

Selbach, H. (1949): Das Kippschwingungsprinzip in der Analyse der vegetativen Selbststeuerung. In: *Fortschr. Neurol. Psychiat.* 17:129-169.

Silverstone, T. (1985): Dopamine in manic-depressive illness. In: *Journal of Affective Disorders*, 8:225-231.

Shopsin, B. (ed.) (1979): *Manic Illness*, Raven Press, New York.

Spitzer, R. L., Endicott, J. and Robins, E. (1975): *Research Diagnostic Criteria*. Instrument No. 58. New York State Psychiatric Institute, New York.

Stephens, J. H., Astrup, C. and Mangrum, J. C. (1966): Prognostic factors in recovered and deterioriated schizophrenics. In: *American Journal of Psychiatry* 122:1116-21.

Taylor, M. and Abrams, R. (1973): Manic states: A genetic study of early and late onset affective disorders. In: *Arch. Gen. Psych.* 28:656-58.

Tellenbach, H. (1961): *Melancholie*, 1. Aufl. Springer, Berlin.

Tyrer, S. and Shopsin, B. (1982): Symptoms and assessment of mania. In: Paykel, E. S. (ed.): *Handbook of Affective Disorders*, Livingstone.

Weinberg, W. A. and Brumbach, R. A. (1976): Mania in Childhood. In: *Am. Dis. Child.* 130:380-85.

Welner, A., Croughan, J. L. and Robins, E. (1974): The group of schizoaffective and related psychoses – critique, follow-up and family studies. In: *Arch. Gen. Psych.* 31:628-31.

Wing, J. K., Cooper, J. E. and Sartorius, N. (1974): *The measurement and classification of psychiatric symptoms*. Cambridge University Press, London.

Winokur, G. W., Clayton, P. J., and Reich, T. (1969): *Manic Depressive Illness*, C. V. Mosby, St. Louis.

Winokur, G., Scharfetter, C. and Angst, J. (1985): The diagnostic value in assessing mood congruence in delusions and hallucinations and their relationship to the affective state. In: *Eur. Arch. Psychiatr. Neurol. Sci.* 234:299-302.

Wolpert, E. A. (1975): Manic depressive illness as an actual neurosis: In: Anthony, E., Benedek, T. (eds.): *Depression and human existence*. Little, Brown, Boston (p. 199).

Zerssen, D. von (1985): Psychiatric syndromes from a clinical and a bio-statistical point of view. In: *Psychopathology* 18:88-97.

Anhang

Tabelle 22

Beurteilungsliste für soziales Verhalten (Shopsin-Gershon)

Behandlungswochen
(0 = Ausgangsbasis)

0 1 2 3 4

1. ärgerlich
2. widerspenstig
3. reizbar
4. zänkisch
5. fühlt sich leicht verletzt
6. kommt nicht zurecht mit
   a) Personal
   b) Patienten
7. ärgert sich über Ehefrau/Ehemann oder andere Familienmitglieder
8. möchte sich scheiden lassen
9. queruliert
10. exzessive Telefonbenutzung
11. keine exzessive Telefonbenutzung, aber
    a) tätigt unrealistische Geschäfte
    b) verschwendet Geld
    c) streitsüchtig
12. schreibt Briefe
13. sexuell – präokkupiert
    – provozierend
14. impulsiv
15. antisoz. Verhalten auf der Station/zuhause/am Arbeitsplatz
16. Prahlerei
17. Interesse an auffallender Kleidung (grelle Farben etc.)
    [untypisch für den normalen Zustand]

Beurteilung des Schweregrades:
0 = kein
1 = mild
2 = mäßig
3 = deutlich
4 = schwer

Quelle: SHOPSIN, (1979)

Tabelle 23

Differentialdiagnose der Manie

Krankheit	Von Manie unterscheidbare Besonderheiten
Zyklothyme Persönlichkeit	ähnlich, aber Symptome sind nicht sozial beeinträchtigend
Reaktive Manie	deutliches auslösendes Ereignis
Hysterische Neurose	Symptombilder sind untypisch für Manie und nicht von Dauer; keine Periodizität
Verhaltensstörungen bei Adoleszenten	hauptsächlich weibliche Patienten; in der Vorgeschichte delinquentes Verhalten
Schizoaffektive Psychose	viele, nicht affektiv verankerte schizophrene Symptome
Zykloide Psychose	schizophrene Züge und Verwirrtheit während einer Krankheitsepisode, häufiger Rezidive; weibliche Patienten überwiegend
Schizophrenie (speziell katatoner Typ)	Denkstörung; keine gehobene Stimmung, familiäre Belastung mit Schizophrenie

Manie infolge körperlicher Erkrankungen,

z. B.: toxischer Verwirrtheitszustand, postoperative Psychose, Hirntumor, multiple Sklerose, Grippe, Encephalitis, Syphilis, Epilepsie und Hämodialyse

Manie infolge der Einnahme von Medikamenten und Drogen,

z. B.: Amphetamine, Methylphenidat, Antidepressiva, Levodopa, Bromocriptin, Corticosteroide, Cocain und Phencyclidin.

Quelle: TYRER and SHOPSIN (1982)

Personenverzeichnis

A

Abrams, R. *73*
Andreasen, N. C. *73, 78–80*
Angst, J. *34, 66–68, 109–111*

B

Bell, L. V. *5*
Binswanger, L. *4*
Bleuler, E. *23/24, 27, 57, 66/67, 74/75*
Bonhoeffer, K. *108*
Brockington, I. F. *37/38, 41, 60–65*
Brumbach, R. A. *111/112*
Bunney, W. E. *103/104*

C

Carpenter, W. T. *62*
Cohen, D. L. *111*
Cooper, J. E. *83*

E

Erdmann, H. P. *33*
Esquirol, J. E. D. *57*

F

Farber, I. J. *28*
Feighner, J. P. *62/63, 99, 111*
Fleiß, J. L. *43*
Freud, S. *57*

G

Gjessing, R. *105*
Greist, J. H. *33*
Guze, S. B. *43*

J

Jaspers. K. *35, 57/58, 65*

K

Kasanin, J. *27, 62/63*
Kendell, R. E. *1, 30 33–43, 60–65*
Keshavan, M. S. *115*
Klein, M. H. *33*
Kleist, K. *6*
Klermann, G. L. *26–28, 111*
Kline, N. S. *100*
Koehler, K. *22–25*
Kraepelin, E. *1–3, 5–16, 22–32, 48–70, 111–113, 115*
Kramer, M. *28, 83*
Krauthammer, C. *26–28, 111*

L

Langfeldt, G. *62*
Leff, J. *62/63, 82–90*
Leonhard, K. *3, 17–25, 29–35, 57, 68–77, 92–98, 114*
Lowe, T. L. *111*

M

Magnan, J. J. *6*
Maier, H. W. *66*
Mendlewicz, J. *73*
Meyer, A. *26*
Meynert, T. *57*

N

Nurnberger, J. *72*

P

Paykel, E. S. *1, 72, 78/79*
Perris, C. *34, 69, 82*
Peters, U. H. *4, 74*
Pichot, P. *2*

R

Robins, E. *34*

S

Sass, H. *22–25*
Scharfetter, C. *66–68*
Schneider, K. *2, 5, 23, 59, 62, 85, 89*
Silverstone, T. *96*
Shopsin, B. *1, 26, 34, 72, 98–102, 108*
Snezhnevsky, S. *88*
Spitzer, R. L. *62, 99*
Stephens, J. H. *62/63*
Sydenham, T. *34, 42*

T

Taylor, M. *73*
Tellenbach, H. *113*
Tyrer, S. *72, 108*

W

Wainwright, S. *60–65*
Weinberg, W. A. *111/112*
Welner, A. *62/63*
Wernicke, C. *6*
Wieck, H. H. *93, 107*
Wing, J. K. *61/62, 86*
Winokur, G. W. *1, 34, 66–68*

Wolpert, E. A. *104*

Z

Zerssen, D. von *43–47*

Sachverzeichnis

A

Affektvolle Paraphrenie (LEONHARD) 60, 76
Angst-Glücks-Psychose (LEONHARD) 22, 74
Atypische bipolare Störung 80

B

Bipolare Störung 31, 78–82
Bipolaritätsschema 53
Bipolaritätsphänomen 48–56, 103–111

D

Defektentwicklung 48, 56, 58–60, 76/77
dementia praecox (KRAEPELIN) 48, 56, 58
Diagnostic and Statistical Manual of Mental Disorders, Third Edition (DMS-III) 2, 78–82
dimensionale Klassifikation 42
Doppelaffekt 55
Durchgangssyndrome 93

E

Einheitspsychose 35–47
erregte Depression 15
erregt-gehemmte Verwirrtheitspsychose (LEONHARD) 22
Euphoriebegriff 20

F

funktionelle Dichotomie (Spaltung) 77

H

hyperkinetisch-akinetische Motilitätspsychose (LEONHARD) 22, 94
Hypomanie 9–14, 23/24

I

inadäquater Affekt 66/67, 74
Inkongruenzkriterium 81/82

K

Kataphasie (LEONHARD) 60
katatone Störungen 94
kategoriale Klassifikation 35–47

L

Lithiumtherapie 2, 56/57, 97

M

Manie, ängstliche 15, 51/52
Maniebegriff 29, 31/32
Manie, delirante 5, 14/15
Manie, depressive 15, 51/52, 55
Manie, Diagnosekriterien 98–102
Manie, endogene 4
Manie, erregte 5
Manie, gehemmte 16
Manie, gereizte 5
Manie, heitere 4
Manie, ideenflüchtige 5
Manie im Kindesalter 111–113
Manie, monopolare (unipolare) 72/73, 79
Manie, Morbiditätsrisiko 111
Manie, nörgelnde 16
Manie, periodische 7
Manie, paranoide 5, 21
Manie, primäre 4
Manie, Ratingskalen 98–102
Manie, reine 68–73
Manie, sekundäre (syptomatische) 107–111
Manie, unproduktive 16, 21
Manie, verschämte 16
Manie, verworrene 21
Manie, zornige 16
maniform 29, 31/32
maniforme Gereiztheit 5, 33, 70
maniforme Schizophrenie 24/25
maniformes Syndrom 4, 33

manisch-depressives Irresein (KRAE-
PELIN) *5–15*
manisch-depressive Krankheit
(LEONHARD) *21*
manische Geschäftigkeit *10/11*
manisches Grundsyndrom *18, 70/71*
manische Stimmung *4, 10*
manischer Stupor *16*
manische Teilzustände *29/30, 51*
manische Veranlagung *17*
Minuspolarität *55*
Mischzustände *15/16, 51–56*
Monomanien *4*

P

paradoxe Syndrome *51/52*
Paradox-Reaktion (Wirkungsumkehr) *105/106*
Parakinese *7*
periodische Melancholie *7*
periodische Katatonie (LEONHARD)
60, 94
Pluspolarität *55, 95–97*
Polaritätswechsel (siehe Umschaltvorgang)
progressive manische Konstitution *17*

R

reine Euphorien (LEONHARD) *20*
reizbare Veranlagung (KRAEPELIN) *17*

S

sanguinische Gemütsart *17*
Schichtenregel *58/59, 65*
schizoaffektive Psychosen *58–68*
schizoaffektive Störung *80*
schizomanische Psychose *61–65*
Schizophreniekonzept *57–60, 93–97*
Simultanphänomene *55/56, 77, 94, 96/97*
stimmungsinkrongruenter Wahn
16, 75, 81/82
Stimmungsinkongruenz *66–68, 81/82*

Symptome ersten Ranges (SCHNEI-
DER) *59, 62, 89/90*
Syndrommodell (SYDENHAM) *34, 42*
systematische Schizophrenien (LEON-
HARD) *60*

U

Umschaltvorgang (switch process)
54, 103–107, 109–111
unerregte Euphorisierungszustände *107*
unspezifisch endotoxische Erregungszustände *93*
unsystematische Schizophrenien
(LEONHARD) *59/60, 76/77, 93–97*

Z

zirkuläres Irresein *7*
Zweiteilungsprinzip (KRAEPELIN)
5, 48–58
zykloide Psychosen (LEONHARD)
22, 73–76
zyklothyme Störung *80*
zyklothyme Veranlagung (KRAEPE-
LIN) *17*